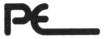

Harald Tietze
Dr. med. Ingfried Hobert

ABC

DER

Guave

Heilanwendungen

VERLAG PETER ERD · MÜNCHEN

1. Auflage 1999
Umschlaggestaltung: Friederike Lutz, Ulrich Ehrlenspiel
Umschlagfoto: Beat Ernst
Lektorat, Satz und Gestaltung: Friederike Lutz
Copyright © Verlag Peter Erd, München 1999

ISBN 3-8138-0495-X

Inhaltsverzeichnis

Hinweis

Ratschläge, Rezepte und Hinweise in diesem Buch wurden von Fachleuten sorgfältig geprüft, doch kann für Auswirkungen und Folgeerscheinungen jeglicher Art keine Garantie oder Haftung übernommen werden. Bitte suchen Sie bei schwerwiegenden gesundheitlichen Problemen unbedingt Ihren Arzt oder Heilpraktiker auf. Alle Therapievorschläge haben nur Beispielcharakter und müssen vom behandelnden Arzt an die individuelle Situation angepaßt werden.

Dank

Allen Freunden aus 22 Ländern, die mit Informationen an diesem Buch mitgewirkt haben, wird herzlich gedankt.
Besonderer Dank gilt der Illawarra Philipino Frauen-Gruppe aus Wollongong in Australien, die sich viel Mühe gegeben hat, um mit ihrer Erfahrung anderen zu besserer Gesundheit zu verhelfen. Ganz besonders danken wir auch unseren Frauen Jutta und Astrid für ihre Unterstützung und ihre Geduld während unserer zumeist nächtlichen Schreibtischarbeit.

Vorwort von Dr. William Mayo

Harald Tietze's modesty would not permit him to reveal how popular his health books are, but I know for a fact one of his most popular books has been published in more than a dozen languages! In fact I would not be surprised if he isn't the most published author in the world today in home and natural health remedies.

The whole field of plant medicine has taken a quantum leap in the last decade, and Harald's latest book »ABC der Guave. Heilanwendungen« co-authored with Ingfried Hobert, M. D.,is a milestone in this development.

Harald draws upon his past successful health publications to bring to bear knowledge on the value of Guava in health. His most popular book on Kombucha (referred to above) provides the method to brew Guava vinegar.

I heartily recommend this great author's latest book.

Dr. William Mayo (Mayo Clinic, USA)

Vorwort der Autoren

Logisches Denken bringt uns kein wirkliches Wissen der empirischen Welt, alle Kenntnis der Realität beginnt und endet mit der eigenen Erfahrung.
A. Einstein

Neugierig und beseelt von der Erkenntnis, daß es noch so unendlich viel Geheimnisvolles zwischen Himmel und Erde gibt, das wir noch nicht kennen und das rational mit den bislang gültigen Gesetzen vorerst nicht zu beweisen sein wird, treibt es immer mehr von uns hinaus in die Welt, um Blicke über den Tellerrand zu wagen. Inspiriert von der Hoffnung, Neues zu entdecken oder Altes aus einer neuen Perspektive heraus sehen zu können, haben wir begonnen, unseren Blick zurückzuwenden, um zu schauen, wie die heute noch lebenden »Naturvölker« mit Gesundheit und Krankheit umgehen.

Mit traditionellen Heilweisen und Ritualen versuchen die Menschen alter Kulturen, Antworten auf viele auch uns bewegende Fragen zu finden. Sie wollen den geheimnisvollen Energien auf die Spur kommen, die für das Entstehen von Leben und für die Erhaltung unserer Gesundheit notwendig sind.

Schamanen und Medizinmänner der letzten, heute noch existierenden Naturvölker wissen schon seit Urzeiten um die geheimnisvollen Kräfte, die das Leben – egal ob im Dschungel oder in der Großstadt – steuern.

Der Schamanismus ist nicht nur das älteste Heilsystem der Menschheit, sondern gerade heute ein großes mentales wie emotionales Abenteuer, durch das wir eine neue Wirklichkeit entdecken und Kraft schöpfen können für Gesundheit und Lebensfreude sowie gegen Krankheit und Tod.

Die Suche nach der Quelle von Gesundheit und Lebenskraft kann nur in der Natur selbst beginnen. Diese hat sich aus sich selbst heraus in so perfekter und mannigfaltiger Weise erschaffen, daß schnell klar wird, wie reich ihr Schatz ist, daß er auf jede Frage eine Antwort hat und daß gegen jede Krankheit ein Kraut gewachsen ist. Es gibt besonders in den fruchtbaren Urwäldern Pflanzen mit außergewöhnlichen Heilkräften, deren unglaubliche Wirkungen teilweise erst jetzt entdeckt werden.

Die Guave ist eine solche Pflanze mit außergewöhnlichem Nährstoffgehalt und erstaunlicher Heilkraft. Sie hat schon seit vielen Jahrtausenden in allen Teilen der Welt vielen Menschen Gesundheit und neue Lebenskraft geschenkt.

Inzwischen findet die Guave über die tropischen Länder hinaus weltweit als Heilpflanze Anerkennung. Durch ihren Nährstoffreichtum und ihre Vielzahl besonderer Inhaltsstoffe hat diese Pflanze eine außerordentliche Heilkraft. Das Wissen um ihre Anwendung zu Heilzwecken wird in vielen Kulturen, insbesondere wo die Pflanze wächst, also vor allem in Südamerika und Südostasien, seit Generationen überliefert. Dieses Wissen beruht zum Teil auf jahrtausendelangen Beobachtungen (wenn auch ohne wissenschaftliche Doppelblindstudien), die für ihre Wirksamkeit bürgen. Wie klein und unbedeutend wirken dagegen wenige Monate oder Jahre Beobachtung mittels sogenannter »hochwissenschaftlicher« Vergleichsstudien?

Gerade in unserer Zeit, in der man sehr viel über Ernährung lernt und weiß, werden in dieser Beziehung noch immer viele Fehler gemacht. Noch immer sind zwei Drittel aller Krankheiten auf falsche Ernährung und falsche Ernährungsgewohnheiten zurückzuführen. Noch immer ist jedes zweite Krankenhausbett mit einem »Wohlstandskranken« belegt, der seine Beschwerden durch falsche Ernährungsweise selbst herbeigeführt hat. Dies ist dem einzelnen kaum übel zu nehmen, denn woher soll man schon wissen, wie man sich vor ernährungsbedingten Krankheiten schützen kann. Leider sind wir in der heutigen Zeit einer Vielzahl von Giftstoffen ausgesetzt. Diese muß unser Körper tolerieren, ob er will oder nicht. Im Laufe der Zeit kann er jedoch unter dieser Last zusammenbrechen. Man denke nur an Farbstoffe, Konservierungsstoffe, Duftstoffe, Aromastoffe und die vielen industriellen Verarbeitungs- und Herstellungsverfahren. Die Frage, wieviel natürliche Nahrung wir noch zu uns nehmen, ist also berechtigt. Wieviel der gesundheits- und lebensspendenden natürlichen Urkraft ist noch in unserer täglichen Nahrung vorhanden?

Mehr und mehr scheint klar zu werden, daß der Mensch nicht nur von künstlichen Produkten leben kann. Zu groß ist der Bedarf an sogenannten Vitalstoffen, also an natürlichen Pflanzen- und Kräuterbestandteilen, die der Körper unbedingt braucht, um gesund und vital zu bleiben. Lange Zeit glaubte man, all diese Stoffe künstlich im Labor herstellen zu können, aber spätestens seit der Verbreitung der gentechnisch gezüchteten Tomaten aus Holland weiß jeder, wie denaturierte Nahrungsmittel schmecken.

Dazu kommt, daß beinahe täglich neue Inhaltsstoffe und Spurenelemente entdeckt werden, von deren Existenz man bisher gar nichts ahnte.

Es liegt also nahe, daß wir beginnen müssen, unser Leben selbst in die Hand zu nehmen und selbst Ausschau zu halten nach Nährstoffen, die zugleich auch Heilmittel für unseren Körper sind.

Die Guave – eine tropische Pflanze mit außergewöhnlicher Heilkraft

Geschichte und Herkunft der Guave

Der Schwerpunkt dieses Buches liegt auf einer ausführlichen Beschreibung von Herkunft und Wirkungsweise der Guave. Dabei geht es in erster Linie um die potenteste Guavenform, nämlich die »psidium guajava«.

Wie nur wenige wissen, zählt sie zur Familie der Myrtaceae, zu der auch die bekanntesten australischen Bäume, der Teebaum und der Eukalyptusbaum, gehören.

In vielen Ländern der Erde gehört die Guave zu den wichtigsten Pflanzen der Ureinwohner, so z. B. in Peru, wo sie wahrscheinlich schon vor vielen Jahrtausenden kultiviert wurde. Bei archäologischen Ausgrabungen fand man dort Guavesamen zusammen mit Bohnen, Maiskörnern und anderen Saaten, die schon vor einigen tausend Jahren angebaut wurden.

Heutzutage wird die Guave rund um die Erde in allen tropischen Ländern kultiviert. Sie ist eine sehr leicht zu ziehende Pflanze und verträgt sehr feuchte, aber auch trockene Standorte. Guaven vertragen sehr hohe Temperaturen und überleben auch vorübergehende Staunässen ohne Probleme. In Gegenden, wo es eine kühlere Jahreszeit gibt, tragen die Bäume mehr Früchte und haben weniger Krankheiten. Guaven wachsen verhältnismäßig schnell, aufrecht, drei bis zehn Meter hoch und haben hartes Holz. In manchen Ländern verbreiten sie sich in unerwünschtem Ausmaß. Die Vögel lieben die Früchte und tragen die Saat, gleich mit dem nötigen »Startdünger« versehen, in die entferntesten Gegenden. Aber auch Schweine, Rinder und Pferde mögen die Früchte und sorgen ebenfalls für ihre Verbreitung.

In manchen Ländern, wo sich die Pflanze wohl fühlt, wird sie zur Plage und verdrängt die dort heimischen Pflanzen. Über Hawaii habe ich aus mehreren Quellen erfahren, daß die Guave dort eher als ein lästiges Unkraut betrachtet wird. Auch über ihre erstaunlichen Heilkräfte ist dort nichts bekannt. Es handelt sich aber in erster Linie um die Erdbeerguave und andere wilde Arten, die vielleicht auf Grund des dortigen Lavabodens nur geringe Heilwirkung haben.

Im tropischen Norden Australiens verbreitet sie sich ebenfalls sehr schnell, jedoch ist ganz sicher anzunehmen, daß etwas mehr Wissen über ihre Heilkraft, insbesondere der Blüten, Rinde und Blätter, die Pflanze begehrter macht und ihre Ausbreitung eindämmt.

Die verschiedenen Namen der Guave

Guajava ist der Name, den ihr die Tupi-Indianer aus dem tropischen Amerika gegeben haben. Hiervon wurden Bezeichnungen wie Goiaba, Guayaba, Guayabas, Kuava, Kuyabas abgeleitet.

In manchen Büchern ist zu lesen, daß Guava der ursprüngliche Name bei den Inkas und Mayas war Als Freunde in Mexiko und Peru nach der Guava befragt wurden, wußten sie jedoch mit dem Namen nichts anzufangen. Nach näherer Beschreibung der Pflanze und ihren Anwendungsmöglichkeiten, meinten sie, es könne sich nur um guajava handeln, was angesichts des lateinischen Namens einleuchtend ist.

In Mexiko wird sie Xalxocotl (Sandapfel) genannt. Hiervon leiteten die Portugiesen das Wort Peer (Birne) ab. Dieser Name wurde dann in den Kolonien verbreitet, woraus wiederum Bezeichnungen wie Perakka, Perala, Petokal, Peyara, Piyara abgeleitet entstanden.

Hier einige der häufigsten Namen der Guave in alphabetischer Reihenfolge: *Abas, Amarood, Amrud, Araca, Batu, Bayawas, Bayabas, Biyawas, Enandi, Guayaba, Dipajava, Djamboe, Djambu, Fan Shi Liu, Farang, Goavier, Goiaba, Gouyava, Goyavier, Guyaaba, Guayabo, Guayaba, Guayabas, Guyava, Guyavus, Jambu, Jamphal, Jamrukh, Jamu, Kayawase, Klutuk, Kowayas, Koyabas, Koyabasa, Kuava, Kuyabas, Malacca Pela, Mapun, Melakut, Perakka, Perala, Petokal, Peyara, Pichi, Piyara, Posh, Tokal, Sapari, Waiawi, Wuyamas, Xalxocotl.*

Die Verwandten der Guave

Insgesamt gibt es etwa 150 Guave-Arten. Die meisten sind unbedeutend, da Früchte und Blätter Berichten zufolge keinen Wert haben. Die bekanntesten Verwandten sind die Erdbeerguave und die Kirschenguave.

Erdbeerguave oder Cattley Guava (Psidium cattleianum)

Sie wird auch Guisaro oder Brasilianische Guave (Psidium guinense) genannt. In ihrer brasilianischen Heimat heißt sie *ula ula* oder *waiawi.*

Diese Guave wird nicht nur wegen der Früchte in Gärten angepflanzt, sondern dient auch als Zierbaum oder Zierstrauch und als immergrüne Hecke. Die Erdbeerguave hat lederige, dunkelgrüne Blätter und wächst nur bis zu sechs Meter hoch. Da sie auch kältere Temperaturen aushält, läßt sie sich in kühleren Gegenden ebenfalls ohne Schwierigkeiten anpflanzen.

Die runden, roten Früchte der Erdbeerguave werden zwei bis drei Zentimeter groß. Man kann sie nur ernten, wenn man den gesamten Strauch, lange bevor die Beeren reif werden, mit einem Netz vor den Vögeln schützt. Aus den Beeren wird Gelee und Marmelade hergestellt. Auch für Fruchtwein eignen sie sich hervorragend.

Ein großes Problem ist diese Guavenart in Hawaii, wo sich die ursprünglich nur kultivierte Pflanze seit der Jahrhundertwende als unliebsames Unkraut ausbreitet und sich sogar im Urwald festsetzt.

Kirschenguave (Psidium cattleianum littorale)

Sie ist eine nahe Verwandte der roten Erdbeerguave mit gelben, manchmal orangefarbenen Früchten. Der Strauch hat mehr und dichtere Äste. Seine Früchte sind etwas größer als die der Erdbeerguave.

Guave ist nicht gleich Guave

Es ist immer schwierig, wenn zwei völlig unterschiedliche Dinge den gleichen Namen haben. So werden auch Pflanzen, die Ähnlichkeit mit der Guave haben, im Volksmund Guave genannt, obwohl es sich um Pflanzen handelt, die nicht einmal mit ihr verwandt sind.

Ananasguave oder Feijoa (Feijoa sellowina)

Die Ananasguave oder Feijoa (Feijoa sellowina) ist ebenfalls in Südamerika heimisch und gedeiht auch in kälteren Zonen, wie Argentinien. Die Ananasguave ist ein immergrüner Strauch mit sattgrünen Blättern. Lange Trockenzeiten, wie sie in einigen heißen Gegenden vorkommen können, verträgt diese Guave nicht. Wegen ihrer sehr attraktiven, weißen oder roten Blüten wird sie auch in kälteren Klimazonen als Zierpflanze und Nutzstrauch angepflanzt.

> *»Ich habe eine in meinem Garten und wunderte mich eines Tages, als ich Früchte unter dem Strauch fand. Ich kostete eine und habe mir geschworen, daß ich dies nie wiederhole. Die Guave war noch nicht reif, weshalb es mein ganzes Gesicht zusammenzog. Ein Freund, den ich um Rat befragte, ob die Früchte eventuell giftig sind, wollte mich dazu überreden, daß ich ihm alle bringe. Mir wurde klar, daß ich sehr gute Früchte, aber nicht genug Wissen darüber habe.«*   Harald

Ihre Früchte müssen voll reif sein, damit sie gut schmecken. Es liegen nur etwa zwei Tage zwischen dem Zeitpunkt, wo sie schmecken, und dem Zeitpunkt, wo sie schon faulen. Auch die Fruchtfliegen lieben diese Früchte sehr.

Die Früchte sind grün wie die Äste und von Blättern verdeckt, so daß man sie nicht leicht finden kann. Wie der Name schon sagt, schmecken sie nach Ananas, oder besser gesagt nach Fruchtsalat, mit einem hohen Anteil Ananas. In Geschäften wird die Ananasguave nicht angeboten, da sie sich nicht lange hält und Fruchtfliegen geradezu anzieht.

Australische Guave (Eupomatia laurina)

Die Australische Guave (Eupomatia laurina) ist für Botaniker sehr interessant, weil sie eine der primitivsten blühenden Pflanzen ist, die noch existieren.

Diese Guave paßt sich an verschiedene Standorte sehr gut an. Man findet sie an der gesamten Ostküste Australiens, von Queensland im tropischen Norden bis Victoria im kühlen Süden. Die *bolwarra*, wie sie die Aborigines nennen, ist seit alters her ein Nahrungsmittel der Ureinwohner.

Ihre Blätter sind dunkelgrün, die Blüten cremefarben. Die Früchte sind der Hausfeige ähnlich und haben viele Kernchen, eingebettet in klares, weiches Fruchtfleisch. Sie sind zwei bis drei Zentimeter lang und reifen im Winter. Wenn sie reif sind, werden sie weich und gelblich-grün. Der Geschmack ist angenehm aromatisch, süß und erinnert an die Guave, weshalb der Baum wohl auch den irreführenden Namen bekommen hat.

In den vergangenen Jahrzehnten sind einige Heilpflanzen, die in Australien heimisch geworden sind, irrtümlicherweise als traditionelle Heilpflanzen der Ureinwohner bezeichnet worden.

Die Guave wurde vor rund 200 Jahren nach Australien gebracht und ist keine traditionelle Heilpflanze der Aborigines, allerdings wurde ihre Heilkraft von den Aborigines schnell erkannt und genutzt.

Die Aborigines haben einen ausgeprägten siebten Sinn und sind in der Lage, über eine Pflanze und ihre Heilwirkungen besonderes Wissen anzusammeln, das ihnen zuvor von niemand anderem mitgeteilt worden ist. Dies ist auch der Grund dafür, daß die Heilwirkung neu eingeführter Pflanzen von den Aborigines schnell erkannt wird. Dem »Weißen Mann« werden dann Rezepte verraten, die als traditionelle Heilmittel der Aborigines weitergegeben werden.

Wir haben einige sehr gute Freunde unter den Aborigines, die manchmal von anderen Mitbürgern nicht ganz verstanden werden. Die Aborigines behaupten oft irgend etwas, können es aber nicht erklären oder beweisen. Die Fragen »warum« und »wieso« mögen sie nicht. Sie sehen Ihre Gefühle als Tatsachen an und verstehen nicht, warum logisch denkende Menschen daran zweifeln.

Menschen wie die Aborigines, die ihre »über«-sinnlichen Fähigkeiten genau kennen, können sagen, ob zum Beispiel ein Pilz giftig ist oder nicht, ohne diesen je vorher gesehen zu haben. Sie stellen sich dann auch, ohne zu zögern, dem Beweis, indem der Pilz gegebenenfalls einfach gegessen wird.

Die Aborigines haben ein sehr natürliches, feinsinniges Gespür für Dinge, die ihr Überleben betreffen. Oftmals kam es in Bergwerken zu verwunderlichen Reaktionen seitens der dort arbeitenden Aborigines. Etwa eine Woche, bevor sich ein schweres Bergunglück ereignete, kamen sie nicht zur Arbeit und verschwanden einfach im Busch, um nach dem Unglück plötzlich wieder aufzutauchen. Sie ahnten oder wußten schon im voraus, was kommen würde.

Die Guave genießt bei den Aborigines hohes Ansehen auch als Frucht, die gesund erhält. Bewußte vorsorgliche Einnahme von Heilmitteln ist bei den Aborigines nicht üblich, da für sie alle Nährstoffe und Nahrungsmittel zugleich auch Heilmittel sind und umgekehrt, dafür aber die Anwendung sehr starker natürlicher Heilmittel über einen begrenzten Zeitraum hinweg.

Anbau und Kultivierung der Guave

Moderne tropische Plantagenwirtschaft, die aus Wettbewerbsgründen Produkte billig erzeugt, ist gezwungen, Chemikalien zu verwenden, auch wenn diese nicht ohne Schaden für den Verbraucher sind. Der Unterschied zur Landwirtschaft in Ländern mit kalten Wintern und starkem Frost liegt darin, daß sich z. B. Pilzkrankheiten und Ungeziefer in tropischen Gegenden ganzjährig »optimal« vermehren können, während sie in den kalten Ländern natürlich absterben. Die Guave ist glücklicherweise ein sehr robuster Baum und nicht sehr anfällig für Krankheiten. Das größte Problem sind die Fruchtfliegen und die Vögel, welche die Früchte schon lieben, wenn sie noch so sauer sind, daß es dem Menschen bei ihrem Genuß den Mund oder besser gesagt das gesamte Gesicht zusammenzieht. Junge Bäume vertragen keinen Frost, selbst Temperaturen nahe dem Gefrierpunkt können Guaven schädigen. Größere Bäume halten für einige Stunden Temperaturen bis zu minus 6 °C aus, was manchmal im Inland und in höheren Lagen kurz vor Sonnenaufgang vorkommt. Die Bäume verlieren dann unter Umständen die Blätter, die aber schnell wieder nachwachsen. Guaven wurzeln nur flach und lassen sich in Behältern oder großen Blumentöpfen im Glashaus oder als Zimmerpflanze ziehen. Mehr dazu im Kapitel »Die Guave als Zimmerpflanze«.

Guaven benötigen einen Niederschlag von 1000 bis 2000 Millimeter pro Jahr. Die ideale Vegetationstemperatur liegt zwischen 20 und 30 °C . Guaven wachsen bis zu Höhenlagen von 2100 Metern über dem Meeresspiegel. Die Qualität der Früchte ist nicht gut, wenn die Luftfeuchtigkeit zu hoch ist oder zu wenig Regen fällt. Die qualitativ besten Früchte, in bezug auf den Geschmack, erntet man, wenn die Reifezeit in die Trockenzeit fällt. Um gute

Qualität zu erzeugen, wird deshalb in Guavenplantagen den Bäumen eine Ruhepause gewährt, indem man während dieser Zeit nicht bewässert. Fruchtrotte und Schädlinge können während der Regenzeit in tropischen Plantagen infolge sehr hoher Luftfeuchtigkeit zum ernsten Problem werden. In gemäßigteren Zonen hat man damit keine oder nur wenig Sorgen.

In kommerzieller Produktion unterscheidet man die Sorten nach Speisefrüchten für den Fruchtmarkt, Verarbeitungsfrüchten zur Saft- und Püreeherstellung und Kombi-Früchten, die sich für beides eignen. Unreife Früchte riechen unangenehm, reife Guaven riechen und schmecken gut, obwohl sie manchmal unansehnlich sind. Grüne Früchte haben einen höheren Heilwert als reife. Sie werden von den Naturvölkern gegen Durchfall und andere Beschwerden eingenommen.

Die Guave liebt zwar nährstoffreiche Erde mit hohem organischen Anteil, dennoch toleriert sie fast alle Bodenarten, wobei sie einen Boden-pH-Wert von fünf bis sieben bevorzugt. Begrenzte Staunässen schaden ihr nicht, dagegen reagiert sie bei einem hohen Salzgehalt sehr empfindlich.

Der Anbau der Guave – Samen und Ableger

Guaven können aus Samen gezogen werden, die vorzugsweise aus großen, wohlschmeckenden Früchten kommen. Pflanzen, die auf diese Art gezogen werden, bringen jedoch erst nach vier bis fünf Jahren nennenswerte Ernten, während Ableger schon nach zwei, spätestens drei Jahren anfangen zu tragen.

Ableger nimmt man von Bäumen, die besonders gute Ernten tragen. Veredelung ist bei dieser Pflanze nicht einfach. Guaven haben häufig Triebe, die aus den Wurzeln oder knapp über dem

Boden aus dem Stamm wachsen. Diese werden in den Boden gelegt, um einen Ableger zu ziehen. Vorteilhaft ist es, an der Stelle, wo man die Wurzeln wünscht, einen kleinen Einschnitt zu machen, und ein Reiskorn einzuschieben, um sicherzustellen, daß der Einschnitt offen bleibt. Aus Wurzelstücken lassen sich einfach neue Pflanzen ziehen. Etwa sieben bis zehn Zentimeter lange, junge Wurzelstücke werden, mit dem dünneren Ende nach unten so tief in die Erde gesteckt, daß das andere Ende etwa einen Zentimeter herausragt.

Der Baum verträgt starkes Zurückschneiden, es muß aber berücksichtigt werden, daß sich die Früchte nur an den jungen Trieben bilden. Die Entfernung von altem und jungem Holz muß ausgewogen sein. Guaven tragen viele Früchte, weshalb es sich, um große Früchte zu bekommen, empfiehlt, einen Teil der jungen Fruchtansätze auszudünnen. Diese Methode hat den weiteren Vorteil, daß weniger Äste unter der Last der Früchte brechen und der Baum, über das ganze Jahr besser verteilt, neue Früchte hervorbringt. Die Anspruchslosigkeit und der schöne Wuchs der Guave machen sie zur idealen Heckenpflanze, z.B. als Gartenzaun.

Wenn der Baum zwei Jahre alt ist, kann man die ersten Früchte ernten. Im Alter von acht Jahren liefern die Bäume gute Ernten und produzieren bis zu einem Alter von 30 Jahren. Von der Blüte bis zur reifen Frucht dauert es je nach Regen und Temperatur 100 bis 150 Tage. Man rechnet mit 40 Kilogramm Früchten pro Jahr bei einem erwachsenen Plantagenbaum.

Die Blätter der Guave

Die Blätter entwickeln sich das ganze Jahr hindurch. Sie sind zehn bis 15 Zentimeter lang, hellgrün, länglich-oval und lederartig. Auf der Unterseite sind sie flaumig fein behaart, mit deutlich erhobenen Adern.

Die Blätter, manchmal auch Djamboeblätter genannt, werden in vielen Ländern als wirksame Medizin gegen zahlreiche Leiden verwendet. Es ist gut, einen Baum im eigenen Garten zu haben, denn gegen Zahnschmerzen kaut man frische, ganze Blätter. In kommerziellen Plantagen werden manchmal Mittel eingesetzt, damit der Baum einen Teil seiner Blätter abwirft und so größere Früchte hervorbringt.

Wer Guave-Tee kauft, sollte darauf achten, daß dieser aus biologischem Anbau kommt. Wichtige Exportländer sind Indien und für garantiert biologische Ware Australien.

Die Blüten der Guave

Die weißen, kaum duftenden Blüten, bilden sich an den jungen Trieben ebenfalls ganzjährig, wenn Regen oder extreme Temperaturen dies nicht beeinflussen. In kühleren Gegenden blüht die Guave nur ein- bis zweimal pro Jahr. Im Norden Indiens blüht sie je nach Regenfall zwei bis dreimal jährlich und im Süden grundsätzlich dreimal.

Die etwa zweieinhalb bis drei Zentimeter langen Blüten mit ihren auffallend vielen Staubblättern, findet man in den Blattachseln. Häufig wachsen zwei oder drei Blüten eng zusammen.

Als einhäusige Pflanze braucht die Guave keine Artgenossen in nächster Nähe. Trotzdem entwickeln sich die Früchte besser, vor allem für die Nachzucht, wenn Bienen die Pollen von anderen Pflanzen untermischen. Aus den frischen Blüten wird, nach der Stepanovs-Methode ohne sie abzuschneiden, die Uressenz gewonnen.

Die Früchte der Guave

Die Früchte sind unterschiedlich geformt, wie Birnen, Zitronen oder Äpfel, weshalb der Baum auch Birnen-, Apfel- oder Zitronen-Guave genannt wird. Sie werden vier bis zehn Zentimeter lang sowie 100 bis 450 Gramm schwer und sind die Früchte mit dem höchsten Gehalt an Vitamin C, aber auch an Vitamin A und B. Mehr Einzelheiten über die Inhaltsstoffe finden sie im Kapitel über die Guave als Medizin.

Es gibt viele verschiedene Guavezüchtungen, wobei das Fruchtfleisch weiß oder gelb bis lachsrot sein kann. Weißfleischige Früchte sind süßer als die rosa Früchte, die säuerlich bis sauer schmecken.

Früchte trägt der Baum in den Tropen ganzjährig. In kühleren Zonen ist die Erntezeit in erster Linie während der warmen Monate. Die Fruchtgröße schwankt je nach Jahreszeit.

Für die Lagerung frischer Früchte ist es wichtig, daran zu denken, daß es sich um eine tropische Frucht handelt, die im Kühlschrank nicht reifen kann. Unreif gepflückte Früchte werden niemals ihr volles Aroma entfalten.

Während die unreife Frucht für medizinische Zwecke wertvoll ist, sollte sie zum Verzehr nur reif vom Baum geerntet werden.

Für den Transport in ferne Länder müssen allerdings unreife Guaven geerntet werden, die dann bei Zimmertemperatur reifen sollten, damit sich noch etwas Aroma entwickeln kann. Reife Früchte können im Kühlschrank gelagert werden. Ähnlich wie manche andere tropische Frucht, z. B. die Mango, haben unreife Guaven einen unangenehmen Geruch.

Die bekanntesten kommerziellen Sorten

▶ *Beaumont* ist eine mittelgroße bis große Frucht, mit einem Gewicht von bis zu 240 Gramm. Das Fruchtfleisch ist lachsfarbig, hat viele Kernchen und schmeckt mild säuerlich. Der Baum produziert viele Früchte und wächst weit ausladend.

▶ *Detwiler* ist eine mittelgroße, rundliche Frucht, mit einem Durchmesser von etwa sieben Zentimetern. Die Schale ist grünlich gelb, das Fruchtfleisch gelb bis lachsfarbig, hat viele Kernchen und schmeckt eher süß, mit einem gutem Aroma. Der Baum produziert viele Früchte.

▶ *Hong Kong Pink* ist eine mittelgroße, rundliche Frucht mit einem Gewicht von 180 bis 240 Gramm. Das Fruchtfleisch ist lila-rot, hat wenig Kernchen und schmeckt verhältnismäßig säuerlich-süß, mit einem gutem Aroma. Der weit ausladende Baum trägt viele Früchte.

▶ *Mexican Cream* ist eine kleine bis mittelgroße, rundliche Frucht. Die Schale ist gelblich mit roten Markierungen. Das Fruchtfleisch ist cremig-weiß, hat wenig weiche Kernchen und schmeckt sehr süß. Der Baum wächst aufrecht.

▶ *Red Indian* ist eine mittelgroße bis große, rundliche Frucht. Die grüne Schale hat rötliche Flecken. Das Fruchtfleisch ist von guter Qualität, hat viele kleine Kernchen, ist rot und schmeckt süß. Sie ist eine gute Speisefrucht.

▶ *Ruby X*. Diese Hybridsorte, hervorgebracht von einem buschigem Baum, wurde in Florida, USA, gezüchtet. Die kleinen rundlichen Früchte haben eine grünlich-gelbe Farbe. Das Fruchtfleisch hat verhältnismäßig wenig Kernchen, ist kräftig rot-orange und schmeckt hervorragend.

▶ *Sweet White Indonesian* ist eine der größten Sorten mit runden Früchten, die zehn Zentimeter und mehr im Durchmesser erreichen können. Die Schale ist leicht gelblich, das kräftige Fruchtfleisch ist süß und von sehr gutem Geschmack. Der Baum wächst sehr schnell und trägt gute Ernten.

▶ *White Indian.* Die fünf bis sieben Zentimeter großen, rundlichen Früchte haben ein kräftiges, weißes Fruchtfleisch mit wenig Kernchen. Der Geschmack ist hervorragend und würzig. Der Baum trägt nur wenig Früchte.

▶ *White Seedless* ist eine Züchtung, deren Früchte, wie der Name schon sagt, keine Kernchen haben. Das Fruchtfleisch ist, wie das der White Indian, weiß.

Weltweit steigt die Nachfrage nach der Guave, insbesondere nach dem köstlichen Saft. Die Weltproduktion wird auf 500.000 Tonnen geschätzt. Indien ist der größte Produzent, mit einer jährlichen Erzeugung von 165.000 Tonnen Guave oder, wie sie dort genannt wird, peyara. Weitere nennenswerte Länder sind Südafrika, Brasilien, Thailand und Mexiko.

Kerne, Rinde und Wurzeln

Die Samen oder Kernchen in der reifen Frucht sind hart und lassen sich leicht entfernen. Ähnlich wie bei den Feigen, werden sie im allgemeinen mitgegessen. Es gibt auch Guaven ohne Kerne, die in großen Plantagen in Indien angebaut werden. Die anderen Sorten haben 100 bis über 500 Kernchen. Je kleiner die Kernchen sind um so angenehmer ist die Frucht zu essen. Die Samen keimen sehr leicht, innerhalb von zwei bis drei Wochen, unter optimalen Bedingungen. Für die Weiterzucht werden die Samen von besonders großen Früchten verwendet. Trockene Samen enthalten etwa 14 Prozent aromatisches Öl und 15 Prozent Protein.

Die Rinde ist verhältnismäßig glatt, hellbraun, rötlich-braun, manchmal moosgrün. Ähnlich wie bei den verwandten Eukalyptusbäumen, löst sich die Rinde in Schuppen ab.

In armen Ländern wird die getrocknete Rinde manchmal als Zimt verkauft, nachdem sie mit Zimtöl behandelt wurde.

Bei der zu Heilzwecken verwendeten Rinde unterscheidet man die innere von der äußeren Schicht. Die innere Rinde ist weicher und sauberer, was wohl der Grund dafür sein mag, daß manche Naturheiler diese, besonders zum Bestreichen von entzündeten oder verletzten Hautstellen, bevorzugen.

Die Wurzeln breiten sich hauptsächlich flach aus, um jeden Regentropfen auszunützen. Pflanzen, die aus Wurzelstücken gezogen wurden, haben keine oder sehr wenige Wurzeln, die in die Tiefe gehen. Diese Bäume sind gegen starke Stürme sehr anfällig.

In leichten Böden sind die Wurzeln anfälliger gegen Nematoden (Meloidogyne sp.). Die Rinde der Wurzeln sowie junge Wurzeln werden wie die Rinde vom Stamm als Heilmittel verwendet.

Die Guave als Zimmerpflanze

Nicht jeder möchte und nicht jeder kann in den Tropen leben. Wer aber Guaven gerne selbst anbauen möchte, hätte es natürlich am leichtesten in einem tropischen Land.

Wenn man sich dazu entscheidet, eine Guave im Wohnzimmer, Wintergarten oder Treibhaus zu ziehen, ist es wichtig, sich erst darüber Gedanken zu machen, was man damit bezwecken will. Will man einen netten Zierstrauch haben oder zusätzlich Früchte oder Blätter als Medizin erhalten?

Zierstrauch

Als Zierstrauch eignet sich die Erdbeerguave bestens. Sie ist ein sehr einfach zu ziehender exotischer Strauch und nimmt fast nichts übel. Diese Pflanze verträgt leichten Frost, Überschwemmungen von mehreren Tagen und lange Trockenzeiten. Es gibt nicht viele Kübelpflanzen, die so stabil sind. Dies ist auch der Grund dafür, daß sich diese Art als lästiges Unkraut ausbreitet, wie es in Hawaii der Fall ist. Sie ist ein idealer Zierstrauch, der obendrein auch noch Früchte trägt, die, wenn sie völlig reif sind, gut schmecken. Auch köstliches Gelee läßt sich daraus herstellen. Im Verhältnis zur großen Guave haben die Erdbeerguaven große Kerne, ähnlich wie Weintrauben.

Saatgut oder Pflanzen erhält man in manchen Gärtnereien. Saat kann man auch über Harald Tietze Publishing, P.O.B. 34, Bermagui 2546, Australien oder den Arbeitskreis zur Erforschung und Förderung traditioneller Heilverfahren e. V., Ostenmeer 37, 31515 Wunstorf 2 bekommen.

Heilpflanze

Als Heilpflanze sollte nur die große Guave, *psidium guajava,* gezogen werden. Sie ist ebenfalls eine sehr pflegeleichte Zierpflanze wenn auch nicht so robust wie die Erdbeerguave. Obwohl sie ein Baum ist, kann man sie gut als Strauch zuschneiden, indem man den Trieb in der Mitte kurz hält. Die Guave verträgt sehr starkes Zurückschneiden. Ihre jungen frischen Blätter kann man für Heilzwecke verwenden. Die Guave liebt Sonne und trägt nur gute Früchte, wenn sie einen entsprechenden Standplatz hat. Die jährliche Durchschnittstemperatur in der Heimat der Guave liegt bei

24/25 °C. Große Temperaturschwankungen schaden nicht. Junge Bäume sind allerdings sehr frostempfindlich.

Um Saatgut zu kaufen, braucht man nicht in eine Gärtnerei oder in die Samenabteilung eines Geschäftes zu gehen. Guave-Samen werden in einer sehr angenehmen Verpackung verkauft – nämlich versteckt in der Frucht selbst.

Das Saatgut

Samen keimen bei Temperaturen von ungefähr 26 °C und hoher Luftfeuchtigkeit innerhalb von zwei bis drei Wochen. Bei nicht so optimalen Bedingungen kann es acht Wochen dauern. Wenn die Temperaturen zu niedrig sind, geschieht es, daß das Saatgut nur verrottet, anstatt zu keimen. Saatgut sollte nicht älter als ein Jahr sein, weil es dann seine Keimkraft verliert.

Der Anbau

Zum Keimen von gekauftem, getrocknetem Saatgut wird dieses zwei Tage lang in Wasser gelegt. Zweimal täglich wird das Wasser gewechselt. Die beste Saatzeit dürfte um die Jahreswende sein, denn in den Tropen herrscht dann Regenzeit mit viel Wolken und Niederschlägen. Zu Beginn der Trockenheit sind die Pflanzen schon kräftig, oder, für deutsche Klimaverhältnisse, abgehärtet genug, um etwa Mitte Mai, nach den Eisheiligen, ins Freie gesetzt werden zu können. Meistens wird die Saat in flachen Behältern dicht nebeneinander ausgebracht und, wenn die Pflänzchen im Zwei- oder Dreiblattstadium sind, mit einem Abstand von fünf bis acht Zentimetern in größere Behälter oder in Saatbeete verpflanzt. Wenn die Schößlinge ungefähr 20 bis 30 Zentimeter groß sind, werden sie schon auf ihren permanenten Platz gepflanzt. Für Zimmer- oder Gewächshauspflanzen sollte der Topf eine Höhe von mindestens 50 Zentimetern haben. Man kann den Topf oder anderen Behälter in ein Wasserbad stellen und so tägliches Gießen umgehen.

Um tropische Pflanzen zu ziehen, eignet sich am besten ein etwa 25 bis 30 Zentimeter tiefer, durchsichtiger Plastikbehälter mit ebenfalls durchsichtigem Deckel. Man füllt ihn etwa 20 Zentimeter hoch mit Topferde, wie sie in Gärtnereien erhältlich ist und gießt anschließend soviel Wasser auf, gegebenenfalls angereichert mit organischem Flüssigdünger, daß es ungefähr zwei Zentimeter hoch über dem Boden steht. Den durchsichtigen Plastikdeckel legt man obenauf und, wenn die Temperatur nicht stimmt, zusätzlich eine Heizplatte, wie sie zum Kombuchabrauen im Handel erhältlich ist (Herstellung und weltweiter Vertrieb Kombucha Heating Panel Quickheat, P.O. Box 8017, 92 Awatea Rd. Halswell, Christchurch, Neuseeland und beim oben erwähnten Arbeitskreis).

Die Wärmeplatte erzeugt die ideale tropische Temperatur, man braucht nicht einmal zu gießen, denn das Wasser verdunstet langsam, setzt sich am kühleren Deckel als Kondenswasser ab und tropft auf das Pflanzbeet. Ein ideales tropisches Kleinklima, wie man es auf andere Weise vermutlich nicht besser erzeugen könnte. Am besten stellt man die Pflanzschale an ein sonniges Fenster und nimmt den Deckel ab, wenn die Pflanzen ein paar Zentimeter hoch sind, weil man dann normal gießen kann, ohne die Pflänzchen zu entwurzeln; außerdem kommt dadurch mehr Sonne an die Pflanzen, wodurch sich diese besser entwickeln können.

Wasser wird nur nachgegossen, wenn man durch die durchsichtige Wand kein Wasser mehr sieht und dann auch nur bis zu einem maximal zwei Zentimeter hohen Wasserstand. Wer keinen Behälter mit durchsichtigem Deckel im Handel bekommen kann, kann auch eine Glasplatte nehmen.

Wenn die Pflanzen ungefähr 15 Zentimeter groß sind, beginnt man auszudünnen, denn in der Regel benötigt man ja nicht Hunderte von Pflanzen. Man zieht die Pflänzchen einfach vorsichtig heraus und kann sie gleich als frische Sprossen verzehren. Man wäscht die Wurzeln ab und benutzt sie in einer Salatmischung oder in einem gesunden Frühstückstrunk, nachdem man sie im Küchenmixer mit anderen Früchten oder Gemüsen zerkleinert hat. Rezepte für die Verwendung der jungen Pflanzen finden Sie in den folgenden beiden Kapiteln.

Die etwa 20 Zentimeter hohen Pflanzen kann man dann in größere und später in die 50 Zentimeter hohen Töpfe geben.

Die Guave als Gaumenfreude

Unser Körper ist durch unsere tägliche Nahrung mit sehr großen Belastungsfaktoren konfrontiert. Einerseits muß er mit einer Vielzahl von Giftstoffen fertig werden und diese abbauen, um sie in möglichst kurzer Zeit auszuscheiden. Sodann muß er zumeist ein »Zuviel« an einverleibter Nahrung »verdauen«, also trennen, einbauen, ausscheiden usw. Und schließlich muß er versuchen, aus dem Gegessenen das qualitativ Wertvolle, was er für ein ordentliches Funktionieren seines Stoffwechsels wirklich braucht, herauszufiltern.

Wollen wir unseren Körper gesund und fit erhalten, kann dies für uns nur folgendes bedeuten:

▶ Giftstoffe vermeiden, d. h. so wenig wie möglich industriell oder chemisch veränderte Nahrungsmittel essen.
▶ Dem Körper Zeit lassen, d. h. langsam essen und gut kauen.
▶ Reine Naturkraft essen, d. h. so frisch wie möglich geerntete Naturprodukte in Form von Obst, Salat und Gemüse.
▶ »Nahrungsheilmittel« zusätzlich konsumieren, d. h. dem Körper zusätzlich zur gewohnten Ernährung besondere Naturspezialitäten gönnen, von denen man weiß, daß sie gesundheitsspendende Wirkung haben.
▶ Nicht über den Hunger essen.

Die Guave ist eine Frucht, die einen sehr hohen Gehalt an Vitalstoffen aufweist und der zugleich in vielen Ländern dieser Erde eine ausgezeichnete Heilkraft nachgesagt wird. Während es bei allen Früchten selbstverständlich am besten ist, wenn wir sie reif essen, verhält es sich mit der Guave anders. Zur Gaumenfreude schmeckt natürlich eine vollgereifte Guave frisch vom Baum mit etwas Zitronensaft am besten. Als Heilmittel allerdings wirkt die unreife Frucht wesentlich besser. Früchte, die für den langen Transport in kalte Gegenden sehr früh abgenommen werden, haben deshalb einen höheren medizinischen Wert. Man muß also nicht in den Tropen leben, um frische tropische Medizin kaufen zu können.

Da die Blätter der Guave einen medizinisch ebenso hohen Wert haben wie das Fruchtfleisch und darüber hinaus auch die anderen beschriebenen Pflanzenteile einen hohen Nährstoffgehalt aufweisen, ist es durchaus sinnvoll, sich zu Hause eine frische Guave-Medizin zu pflanzen.

Aus den so gewonnenen Pflanzenteilen kann man mit einfachen Rezepten wundervolle Zubereitungen selbst herstellen.

Rezepte

▶ **Guave-Saft**

Die Stengel werden entfernt und die Früchte gewaschen, in kleine Scheiben geschnitten, gewogen und in einen Kochtopf gegeben. Pro ein Kilogramm Frucht gibt man einen Liter Wasser zu. Es wird kurz aufgekocht und dann 20 Minuten auf dem Siedepunkt gehalten. Nach Abkühlung wird der Saft durch ein Käsetuch gesiebt. Zu je zwei Tassen Saft fügt man eine Tasse Zucker und einen Teelöffel Weinsäure hinzu.

Der Saft wird dann wieder bis kurz vor dem Siedepunkt erhitzt und in Flaschen gefüllt, die sofort verschlossen werden.

▶ Guave-Creme

1 kg Guave-Früchte mit Saft, aus Dose oder Glas
1 Tasse gesüßte Dosenmilch
1 Eßlöffel Gelatine in 1/4 Tasse kaltem Wasser auflösen
2 Eier
1 Prise Salz

Guave kochen, den Saft abgießen und etwas Wasser zufügen, damit es zwei Tassen werden.

Den Saft erhitzen, vom Herd nehmen, die Gelatine unterrühren und abkühlen lassen.

Den Guave-Brei und die gesüßte Milch gut verrühren. Das Eiweiß wird zusammen mit der Prise Salz steif geschlagen und bevor es anfängt sich zu setzen unter die Masse gehoben. Die Creme wird dann in einer Schale im Kühlschrank kaltgestellt. Man reicht Vanillepudding dazu, in dem man das Eigelb verarbeitet.

▶ Guave-Suppe

In China bereitet man aus den Früchten und Blättern eine Suppe, die in erster Linie für Diabetiker gekocht wird. Weitere Zutaten werden beigegeben. Die Blätter werden nur mitgekocht, aber nicht mitgegessen, weil sie etwas zäh sind.

▶ Guave-Marmelade

Die Früchte werden geschält, in Scheiben geschnitten und in einen Topf gegeben. Man gibt soviel Wasser dazu, daß die Früchte bedeckt sind. Sie werden so lange gekocht, bis sie gar sind. Danach läßt man sie abkühlen.

Zu jedem Kilogramm Früchte mit Wasser gibt man ein Kilogramm Zucker. Die Masse wird nun wieder erhitzt, bis der Zucker geschmolzen ist und dann weitere 30 Minuten gekocht. Wenn die Masse fest ist, wird sie in die vorbereiteten Gläser gefüllt.

34

▶ Guave-Gelee

1 kg kleingeschnittene Guaven
1200 g Zucker und 1/4 Tasse Zitronensaft

Die Enden der Guaven werden abgeschnitten, die Früchte dann kleingeschnitten und zusammen mit einem halben Liter Wasser in einen Topf gegeben. Kurz aufkochen lassen und 40 Minuten auf dem Siedepunkt halten.

Sobald es kühl genug ist, wird es durch ein Tuch gesiebt. Der Saft kommt wieder in den Topf, und der Zucker und der Zitronensaft werden beigefügt. Nun weiter kochen, bis das Gelee fest ist, und dieses in die vorbereiteten Gläser füllen.

Man gibt nach dem Abkühlen noch einen kleinen Schuß hochprozentigen Rum obenauf, was nicht nur den Geschmack verbessert, sondern auch Schimmelbildung verhindert.

Den abgesiebten Brei verwendet man zur Herstellung von Guave-Käse.

▶ Guave-Käse

1 kg Guave-Brei (übriggeblieben von der Geleeherstellung)
1 kg Zucker
1 Eßlöffel Butter
1 Teelöffel Salz
1/4 Tasse Zitronensaft

Der Guave-Brei wird so lange zusammen mit dem Zucker und dem Salz gekocht, bis er anfängt zu gelieren. Dann den Zitronensaft zugeben und weiter kochen, bis sich die Masse von der Wand des Topfes löst.

Die Butter wird nun untergerührt und der Brei auf eine Platte, die man vorher mit Alufolie auslegt, gestrichen. Nach dem Abkühlen werden Würfel geschnitten, die man in Wachspapier luftdicht verpackt.

▶ Guave-Snack

Dieses Rezept stammt aus Afrika.

Die Guaven kochen, bis sie weich sind. Dann werden die Kerne entfernt und die Früchte weiter gekocht, bis sie gar sind. Nur soviel Wasser zugeben wie zum Kochen nötig ist. Angaben über die Zuckermengen, die dann zugegeben werden, schwanken und sind Sache des Geschmacks.

Der Brei wird anschließend auf eine Glasplatte dünn aufgetragen, in die Sonne gestellt und in der Nacht zugedeckt. Wenn der Brei zu einer sehr zähen Masse ausgetrocknet ist, schneidet man ihn in dünne Streifen, die in luftdichten Gläsern aufbewahrt werden.

Erwachsene und Kinder schätzen diese wohlschmeckenden Guave-Snacks gleichermaßen.

▶ Guave-Nektar

500 g klein geschnittene Guaven

1/4 l Wasser

200 g Zucker

125 ml Zitronensaft

Die Guaven werden mit Wasser und Zucker gekocht, bis sie gar sind, und durch ein Sieb gerührt. Dann den Zitronensaft unterrühren. Diesen Brei kann man einfrieren und ihn später zu verschiedenen Zwecken verwenden.

Mit Wasser verdünnt ergibt er ein wohlschmeckendes Getränk. Hierzu ist es allerdings ratsam, den Brei gleich als Eiswürfel einzufrieren, die dann einfach dem Wasser zugegeben werden.

Besonders gut schmeckt auch eine Mischung mit Orangen oder Pampelmusen.

Aus dem Brei kann man auch Gelee, Pudding oder Bonbons herstellen.

▶ Guave-Gewürzkuchen

3 1/2 Tassen Guave-Brei

2 Eier

3/4 Tasse Magermilchpulver

1/2 Tasse Ahornsirup

1 Teelöffel geriebene Orangenschale

1 Teelöffel Zimt

1 Messerspitze gemahlene Nelken

1 Messerspitze gemahlener Ingwer

1 Packung Blätterteig

Geschlagene Sahne zum Dekorieren

Guave, Eier, Magermilchpulver, Ahornsirup und Gewürze mit einem Handrührgerät verrühren, in die vorbereitete, mit Blätterteig ausgelegte Kuchenform geben, zehn Minuten bei 220 °C backen, dann weitere 15 Minuten bei 180 °C, bis der Teig fest wird. Der Kuchen kann warm oder kalt, mit Sahne oder Eis serviert werden.

▶ Guave-Erdbeer-Törtchen

2 Tassen in Würfel geschnittene Guave

1 Tasse Mandeln

5 getrocknete Feigen

5 Erdbeeren

1 reife Banane

1/4 Tasse Honig

Mandeln und Feigen mit etwas Honig im Mixer zerkleinern, eine Törtchenplatte damit belegen. Die Guave, den restlichen Honig, Erdbeeren und Banane ebenfalls pürieren, dann auf den Törtchenboden streichen und zum Festwerden in den Kühlschrank stellen. Zum Schluß können Sie die Törtchen mit Fruchtscheiben und Mandelplättchen oder Sesamsamen verzieren.

▶ Guave-Cocktail

1/2 Tasse Guavesaft
1/2 Tasse Ananassaft
1 Eßlöffel Zitronensaft
1 Eßlöffel Honig
1 Schuß Rum
1 Schuß Cointreau (Orangenlikör)

Alle Zutaten gut mixen, in ein hohes Glas füllen, Eis hinzufügen und mit Orangenscheiben garnieren.

▶ Guave-Dessert

1 1/2 Tassen Guave-Brei
2 Avocados
3 Mandarinen
2 Bananen
1 Eßlöffel Weinbrand
3 Eßlöffel Cointreau
1 Teelöffel Amaretto
Zitronensaft und Honig nach Belieben
geschlagene Sahne und Mandelsplitter zum Verzieren

Avocados, Mandarinen und Bananen schälen und klein schneiden, mit dem Alkohol übergießen, kühl stellen.

Danach Guavenmus mit Honig vermengen und unterrühren, in Schälchen oder Gläser füllen, mit Sahne und Mandelsplittern verzieren.

Die Guave als Medizin

Die Bemühungen, Krankheiten mit Hilfe von Pflanzen zu heilen, gehen bis in die Anfänge der Menschheitsgeschichte zurück. Die primitive Medizin gründete sich auf Erfolgserfahrungen, wie Tontafeln vom persischen Golf, datiert um 4000 v. Chr., belegen. Es sind aber auch noch andere Beschreibungen heilkräftiger Pflanzen überliefert, und Heilkräuterfunde aus Zentraleuropa weisen ein Alter von rund 3000 Jahren auf.

Die altbabylonische Kultur kannte bereits Zubereitungen aus Pflanzen und verwendete z. B. Senkkörner und Tamarisken gegen Zahnschmerzen, wie Keilschrifttafeln um 2000 v. Chr. beweisen. Der Priester und Arzt Imhotep gilt als Vater der altägyptischen Medizin. Er verordnete um 2500 v. Chr. den Bauarbeitern, die die Pyramiden errichteten, zum Schutz vor Infektionskrankheiten tägliche Rationen von Rettich, Zwiebeln und Knoblauch. Nicht zuletzt durch ihn fanden zu dieser Zeit bereits etwa 250 Arzneipflanzen Verwendung. Dazu gehörten Anis, Bilsenkraut, Fenchel, Huflattich, Kalmus, Myrrhe, Myrthe, Süßholz, Leinsamen, Wacholder und viele andere.

Um 700 v. Chr. entstanden schließlich die ersten Kräutergärten, in denen u.a. Knoblauch, Zwiebeln, Fenchel, Safran, Thymian, Senf, Kümmel, Dill und Koriander angebaut wurden.

Die über Jahrtausende bis heute zu beobachtenden Heilwirkungen der Pflanzen und Kräuter macht ihre Anwendung medizinisch vertretbar und durchaus sinnvoll, auch wenn ihre Wirkung in vielen Fällen bisher wissenschaftlich nicht eindeutig nachgewiesen werden konnte. Doch auch mündliche Überlieferungen der Naturvölker bergen einen umfangreichen Schatz an altem Heilwissen.

Gerade der Regenwald mit seinen Hunderttausenden unterschiedlichen Pflanzenarten ist ein unerschöpfliches Reservoir wertvoller Medizin, von der man bislang nur Bruchstücke kennt. Eine dieser Pflanzen ist die Guave, der man erst seit kurzer Zeit Aufmerksamkeit schenkt, obwohl sie schon seit Jahrtausenden erfolgreich zu therapeutischen Zwecken verwendet wird.

Die Guave wird von den verschiedensten indianischen Regenwaldvölkern seit vielen tausend Jahren als süßes und fruchtiges Heilmittel eingesetzt. Insbesondere die Frucht und die Blätter weisen eine lange Geschichte von unterschiedlichsten Heilwirkungen auf.

Der Tee aus Guave-Blättern wird seit jeher insbesondere bei Magen-Darm-Erkrankungen, Durchfällen und Entzündungen eingesetzt. Dabei zeigt sich, daß die Verwendung in den einzelnen Ländern recht unterschiedlich ist.

Die Guave – weltweit ein Heilmittel

▶ Kuba: Erkältungen, Magen-und Darmverstimmungen
▶ Ghana und Zentralafrika: Zahnschmerzen, Wunden, Darmkrämpfe, Durchfall, Rheuma, Schwindel, Übelkeit, Würmer (Blätter), Nierenbeckenentzündung, Zahnfleischentzündungen, Fieber, Epilepsie, Cholera, Bronchitis, Fieber, Husten und Erkältungskrankheiten, Schlaflosigkeit, Regeneration der Körperkraft
▶ Malaysia: Hautentzündungen, Hysterie, Epilepsie, Durchfall, Fieber, Krätze, Förderung der Monatsblutung
▶ Philippinen: Wundbehandlung, Sore, Adstringens, Stärkung des Herzens (Saft)
▶ Trinidad: Durchfall, Magen- und Darmverstimmungen (Aufguß)

40

- Haiti: Magen- und Darmverstimmungen, Antiseptikum, Adstringens, Durchfall, Hämorrhoiden, Krätze, Hautkrankheiten, Epilepsie, Blutstillung
- Neuguinea: Insektenstiche
- Tonga: Magenschmerzen
- Tahiti: Hauttonikum
- Westindische Inseln: Epileptische Anfälle, Husten
- Brasilien: Hämorrhoiden, Mundschleimhautentzündungen, Durchfall
- China: Diabetes mellitus
- Mexiko: Magenschmerzen, Durchfall (schon von den Maya), Geschwüre, Wunden, Schwellungen
- Hawaii: Durchfall (Kauen der frischen, jungen Blätter)
- Chile und Peru: Kauen der Blätter zur Stärkung des Zahnfleisches
- Panama: Kauen der Blätter bei Zahnschmerzen
- Samoa: Husten (Blätter), Gegengift bei Vergiftungen
- Asien: In einigen südostasiatischen Ländern, aber auch in China wird auf sehr ungewöhnliche Weise eine narkotisierende Droge gewonnen: Insekten, insbesondere Stabheuschrecken und Gottesanbeterinnen, werden ausschließlich mit Guave-Blättern gefüttert. Die Kotausscheidungen der Insekten werden gesammelt, zu kleinen Kugeln geknetet, getrocknet und luftdicht aufbewahrt. Einige dieser Pillen werden bei Bedarf in heißem Wasser aufgelöst und getrunken.

Die Wissenschaft entdeckt die Heilkraft der Guave

Genauere Untersuchungen der Guave zeigen, daß sie weitaus intensiver wirkt, als bisher angenommen. So bewies eine umfangreiche Studie mit taiwanesischer Guave eindeutig, daß Guave-Saft (ein Gramm pro Kilogramm Körpergewicht) den Blutzuckerspiegel um bis zu 20 Prozent senken kann.

In Mexiko, einem Land, in dem die Behandlung mit Guave seit Jahrtausenden fester Bestandteil der traditionellen Medizin ist, wurde nachgewiesen, daß die Guave die Stuhlfrequenz und damit die Darmmobilität senkt. Eine Studie konnte eindeutig den Wirkmechanismus aufzeigen, der bei der Behandlung von Durchfall abläuft. Dies ist von besonderer Bedeutung wenn man bedenkt, daß in den Entwicklungsländern noch heute jährlich etwa fünf Millionen Kinder unter einem Jahr an Durchfall sterben.

Während einer großen malaysischen Studie an Ratten konnte künstlich erzeugter Durchfall innerhalb von wenigen Stunden durch Guave-Blätter-Extrakte behoben werden. Dabei zeigte sich, daß es besonders im Dünndarm zu einer Reduktion der Wassersekretion um über 65 Prozent kommt (Journal of Ethnopharmacology 37, 1992, S.151–157). Eine andere, im renommierten Fachblatt Asia Pacific Journal of Pharmacology (8, 1993, S. 83–87) veröffentlichte Untersuchung an männlichen Schweizer Albinomäusen konnte eine morphinähnliche, schmerzblockierende Wirkung der Guave-Blätter-Extrakte, die unter die Haut injiziert wurden, nachweisen.

Sowohl beim »Säuretest« als beim »Schwanzclip« und beim »Heiße Platte«-Test zeigten die mit Guave-Blättern behandelten Mäuse etwa die gleiche Schmerzresistenz wie die mit Morphin behandelten Mäuse, während die Gruppe von Mäusen, die lediglich Kochsalz gespritzt bekommen hatte, höchste Schmerzsensibilität aufwies.

Dieser schmerzbetäubende Effekt wird auf das Flavinoid Quercetin zurückgeführt, dessen schmerzblockierende Wirkung der des Morphins sehr ähnlich ist.

Die Guave findet als Schmerzmittel in der modernen Medizin Malaysias immer mehr Verwendung. Eine Studie der Universität von Penang (Malaysia) konnte an Mäusen ebenfalls einen deutlich schmerzlindernden, narkoseähnlichen und entkrampfenden Effekt zeigen. Diese Studie konnte mit ihren Erkenntnissen erstmals beweisen, daß die Einnahme von Guave-Blättern zur Behandlung der Epilepsie tatsächlich auf klar nachvollziehbaren Wirkprinzipien beruht. Diese wie auch all die anderen Studien untermauern unsere These, daß jahrtausendelange Beobachtungen der Naturvölker Erkenntnisse hervorgebracht haben, denen wir alle weitaus mehr Beachtung schenken sollten.

Eine Studie aus Guatemala konnte die Wirksamkeit gegen sogenannte Enterobakterien (pathologische Darmbakterien) nachweisen, die in Mittelamerika schon seit alters her bekannt ist.

Eine indische Studie, veröffentlicht im Journal of Human Hypertension (7, 1993, S. 33-38) konnte den blutdruck- und fettspiegelsenkenden Effekt der Guave-Frucht nachweisen. Über einen Zeitraum von vier Wochen wurden zwei Gruppen von je 73 Patienten, die unter hohem Blutdruck und hohem Fettspiegel litten mit zwei unterschiedlichen Diäten versorgt. Nach vier Wochen zeigte sich, daß die Gruppe, die ein halbes bis ein Kilogramm Guave täglich zusätzlich aß, einen um durchschnittlich fünf Prozent niedrigeren Blutdruck aufwies. Auch die Fettwerte sanken um fünf bis acht Prozent.

Eine andere indische Studie, veröffentlicht im renommierten Fachblatt American Journal of Cardiology (70, 1992, S. 1287–

1291), kam zu ähnlichen Ergebnissen. Eine zwölfwöchige ballast-stoffreiche Diät mit besonders vielen Guave-Früchten ließ den Blutdruck im Durchschnitt um neun Millimeter Hg sinken. Gleich-zeitig reduzierte sich der Cholesterinspiegel um 9,9 Prozent und der Triglyceridspiegel um 7,7 Prozent, während die sogenannten »guten Fette« (HDL) um über acht Prozent anstiegen.

Eine Studie der Universität von Shizuoka in Japan, veröffent-licht in Phytochemestry (36, 1994, S. 1027-1029), konnte eine Substanz, das Gallocatechin, in Guave-Blättern nachweisen. Diese Substanz hat eine besondere Bedeutung hinsichtlich ihrer anti-mutagenen Wirkung. Das bedeutet, daß sie die Fähigkeit besitzt, die durch Gifte oder Strahlung mutierte DNA zu reparieren. Diese Wiederherstellung gestörter bzw. veränderter Genstrukturen wird zukünftig große Bedeutung haben in der Chemotherapie und Prävention des Krebses. Der Tee aus Guave-Blättern hat durch diesen Wirkstoff eine entsprechend »bio-antimutagene« Wirkung, wie diese Studie eindeutig belegen konnte.

In den Food Chemical News vom 31.7.95 wurde über amerika-nische Studien berichtet, die eine krebsverhütende Wirkung der Guave-Frucht nachweisen konnten. Demnach soll es durch die Frucht einerseits zu einer Immunmodulation kommen, anderer-seits werden verschiedene Karzinogene wie z. B. die krebsauslö-senden Nitrosamine (entstehen beim Braten und Grillen) in ihrer zellschädigenden Aktivität blockiert. Dieser Effekt ist auf verschie-denste Inhaltsstoffe der Guave-Frucht zurückzuführen.

Eine Studie von Wissenschaftlern der kanadischen Universität Ottawa (Archives of Medical Research 25, 1994, S. 11–15) konnte aus Guave-Blättern das Bioflavinoid Quercetin sowie fünf weitere wichtige Glycoside isolieren. Sie konnten nachweisen, daß das Quercetin und die Quercetinglycoside verantwortlich sind für die starke, krampflösende Wirkung der Blätter. Bei Durchfall können sie die lebensbedrohliche Austrocknung des Körpers verhindern. Eine andere Studie aus Malaysia belegt ebenfalls die morphinähnliche, schmerzausschaltende Wirkung der Guave-Blätter, die zurückzuführen ist auf den hohen Gehalt an Quercetin.

Eine große Studie der Universität Rom zeigt, daß Quercetin in der Lage ist, Brustkrebszellen am Wachstum zu hindern. Dies geschieht über die Stimulierung eines körpereigenen Krebswachstumshemmers, des Adriamycins. Dessen Aktivitätssteigerung durch das Quercetin führt zu einer direkten Wachstumshemmung der Brustkrebszellen.

Eine andere, im International Journal of Cancer (54, 1993) veröffentliche Studie zeigt ebenfalls die krebswachstumshemmende Aktivität des Quercetins bei Brustkrebs über spezielle Östrogenrezeptorbindungen.

Eine weitere wichtige Wirkung des Quercetins wurde im Journal of Rheumatology (24, 1997) veröffentlicht. Dort heißt es, daß Quercetin in der Lage ist, den sogenannten *Tumor Necrose Factor a* zu blockieren. Dies hat weitreichende Konsequenzen in der Therapie der rheumatoiden Arthritis, da der TNF verantwortlich ist für die schmerzhaften Entzündungsreaktionen.

Die heilkräftigen Pflanzenteile und ihre wichtigsten Inhaltsstoffe

Alle Pflanzenteile, von der Wurzel bis zur Blattspitze inclusive der Blüten und Früchte, haben einen hohen medizinischen Wert und ein breites Wirkungsspektrum. Sämtliche Teile der Pflanze können genutzt werden: das Fleisch der reifen sowie unreifen Frucht, die Schale der unreifen Frucht, die Blüten (als Essenz), die Blätter, die Samen, die Rinde und sogar die Wurzeln.

Zusammensetzung und Wirkungsweise

Frucht

► Wasser 76 Prozent
► Protein 1–5 Prozent
► Fett 0–2 Prozent
► Kohlenhydrate 5–14 Prozent
► Calcium 0–0,1 Prozent
► Phosphor 0–0,4 Prozent
► Eisen 1mg /100 mg
► Vitamin C 300–1000 mg/100 g.

Es gibt weltweit außer der Indischen Stachelbeere (amla) keine andere Frucht, die soviel natürliches Vitamin C enthält wie die Guave. Den höchsten Gehalt hat die Frucht, wenn sie reif ist. Auch die Rinde hat einen sehr hohen Vitamin C-Anteil, 100 Milliliter des reinen Saftes enthalten 70 bis 170 Milligramm Vitamin C. Dazu kommen insbesondere die Vitamine A und B sowie Glykoside und Fruchtenzyme.

Die reife Guave hat einen pH-Wert von drei bis vier, der durch den hohen Anteil an Apfelsäure und Zitronensäure verursacht wird.

Die Guave wird als leicht säurebildendes Lebensmittel angesehen. Mit einem Verhältnis von 0,55 zwischen Calcium (23 mg/100 g) und Phosphor (42 mg/100 g) liegt die Guave etwa im Bereich von Sojamilch, die ein Verhältnis von 0,51 hat. Im Vergleich dazu sind Avocados stark säurebildend, mit einem Verhältnis von 0,23 ebenso wie Blumenkohl mit einem Verhältnis von 0,44. Stark basisch wirken andererseits Spinat mit einem Verhältnis von 3,00 sowie Rhabarber (5,33).

Sehr hoch ist der Anteil an Lutein und Zeaxanthin sowie an Lycopenen. Dies sind Karotine, die besonders bei Augenkrankheiten einen sehzellenregenerierenden Effekt haben. Es ist keine weitere Frucht bekannt, die einen so hohen Anteil an diesen Karotinen aufweist.

Blätter

▶ Tannin (bis 10 Prozent), Seponin, ß-Sitosterol, Maslensäure, Guajavolsäure, ätherische Öle (neben vielen anderen hauptsächlich Caryophyllen u. v. a.), Chlorophyll, ß-Karotin, Quercetinglycoside und Amygdalin.

▶ Wirkung: adstringierend , bakterizid, krampflösend, beruhigend, schmerzblockierend, narkotisierend, immunstärkend, blutdrucksenkend, blutzuckersenkend, blutfettsenkend und desinfizierend.

Rezepte für die Herstellung von Medikamenten und ihre Anwendung

Konservierung

In tropischen Ländern macht man sich nicht viele Gedanken über die Konservierung von Früchten, da diese das ganze Jahr frisch aus dem Garten über zu ernten sind. Man verwendet Früchte, die gerade reif sind. Manche Gemüse- und Fruchtsorten, wie Guave, Papaya und Banane, gibt es das ganze Jahr hindurch.

Wer nicht in der glücklichen Lage ist, in den Tropen leben zu können, ist darauf angewiesen, importiertes Obst, das meist grün geerntet wird, zu kaufen. Eine Konservierung der Früchte, Blätter und des jungen Holzes, ohne die Inhaltsstoffe zu vernichten, ist besonders wichtig, wenn die Pflanzenteile zur Heilung verwendet werden. Daß Heilpflanzen nur aus biologischen Kulturen stammen dürfen, versteht sich von selbst.

Saftherstellung

In erster Linie werden Guaven zur Herstellung des köstlichen und obendrein gesunden Saftes angepflanzt. Ähnlich wie die Feige ist die reife Guave sehr weich und muß schnell verzehrt werden. Solche Früchte sind in Obstgeschäften kaum erhältlich. Der Kauf von Saft oder Püree ist deshalb der beste Weg, um auch die Gaumen in nichttropischen Gegenden zu erfreuen. Guave-Saft wird von

Diabetikern besonders geschätzt. Es sollte nicht übersehen werden, daß die Blätter zwar nicht so gut schmecken wie der Frucht-
nektar, aber eine stärkere Wirkung haben als dieser. Sie werden in
Asien mit dem Saft als Medizin gegen Diabetes eingenommen.
Mehr dazu im Kapitel über Anwendungen.

Trocknen

Der Hauptbestandteil der Blätter und Früchte ist Wasser. Um ein
Kilogramm Tee herzustellen, benötigt man ungefähr 1,1 Kilogramm frische Blätter bzw. 1,3 Kilogramm frische Früchte. Rezepte mit Angaben über die Verwendung von frischen Blättern oder
Früchten lassen sich mit diesen Zahlen leicht umrechnen. Die
Trocknung muß schnell und schonend durchgeführt werden – aber
bitte ohne Mikrowelle!

Die Vorteile dieser Methode sind zwar schnellstes Trocknen,
Erhaltung der Farbe, niedrige Temperaturen und garantiert keine
Schimmelbildung. Übersehen wird dabei aber, daß wir mit der
Mikrowellenbestrahlung ein völlig neues Produkt herstellen,
jedoch kein Lebensmittel. Das Wort Lebensmittel setzt sich aus
zwei Worten zusammen, Leben und Mittel, also ein Mittel mit
Leben oder zur Lebenserhaltung. Wir sind lebendige Wesen und
müssen, um lebendig und aktiv zu bleiben, echte Lebensmittel,
also lebendige Mittel, zu uns nehmen. Von den Mikrowellen wird
jegliche Lebenskraft zerstört.

Man kann ganz einfach einen Versuch durchführen, um festzu-
stellen, ob ein Samenkorn nach Mikrowellenbehandlung noch
Lebenskraft besitzt oder nicht. Man nimmt zwei Blumentöpfe,
füllt diese mit Erde gleicher Herkunft und sät in beide Töpfe von
der selben Saat, wie in einem wissenschaftlichen Versuch. Nun

erhitzt man den einen Topf mit Mikrowellen auf etwa 60 °C, den anderen mit einer natürlichen Methode auf genau die gleiche Temperatur. Im weiteren Verlauf werden beide Töpfe gleichermaßen behandelt. Nach einigen Wochen kann man die Lebenskraft in Form von Pflänzchen sehen oder – wie bei der Mikrowellenpflanze – eben auch nicht. Das Ergebnis ist eindeutig und immer wieder das gleiche: Die Saat im Topf, der mit Mikrowellen behandelt wurde, ist verrottet, die im anderen Topf hat lebendige Pflanzen, die ihre Art weiter erhalten können.

Junge Blätter werden geerntet und in schattiger Wärme (auf keinen Fall in der Sonne) oder auf einer Wärmeplatte schnell getrocknet, damit die wirksamen Stoffe erhalten bleiben. Die Trocknungstemperatur sollte nicht über 45 °C betragen. Zu niedrige Temperaturen und zu hohe Luftfeuchtigkeit sollten auf jeden Fall vermieden werden, da sie zu Schimmelbildung führen können. Es empfiehlt sich, die Blätter sofort nach dem Trockenvorgang zu einem Tee zu zerreiben und luftdicht aufzubewahren.

Die Früchte werden gewaschen, längs geöffnet und in Viertel geschnitten. Sie sollen ebenfalls schnell im Schatten getrocknet werden oder in einem Backrohr, das man auf maximal 45 °C einstellt. Heizplatten, wie man sie zum Brauen von Kombucha verwendet, eignen sich besonders gut zum Trocknen der Blätter und Samen. Nachdem die Früchte gut getrocknet sind, werden sie sofort in luftdichten Behältern kühl gelagert. In Asien, insbesondere China, mischt man aus den getrockneten Früchten und Blättern der Guave einen wirksamen, wohlschmeckenden Tee gegen Diabetes. Getrocknete Früchte werden, ebenso wie die Blätter, gegen Entzündungen im Mund und gegen Zahnschmerzen gekaut.

Die Samen können auch getrennt vom Fruchtfleisch getrocknet werden. Wie die Blätter werden auch sie im Schatten oder bei niedriger Temperatur getrocknet und luftdicht verschlossen gelagert. Man verwendet sie später als Saat. In Malaysia kaut man die Samen gegen Verstopfung. Andererseits wird in anderen Ländern davor gewarnt, bei Verstopfung Guaven zu essen! Mehr darüber im Kapitel über die Guave als Medizin.

Wein

Einige Freunde keltern aus Guaven hervorragende Weine. Wein aus Erdbeerguave schmeckt herzhafter und würziger als der aus gewöhnlichen Guaven.

Bier

Bier aus Guaven hat einen guten Geschmack. Es ist dem Weizenbier ähnlich. Wer beim Weizenbier ein Problem mit dem Schaum hat, sollte sich ans Guavebier nicht wagen, denn dieses schäumt noch stärker.

Milchsäurevergärung

Dieser Begriff hört sich vielleicht nicht besonders appetitanregend an, aber wie würde unsere Speisekarte ohne Bier, Käse, Sauerkraut usw. aussehen? Weltweit ist das bekannteste milchsäurevergorene Lebensmittel das Sauerkraut. In Australien nennt man die Deutschen deshalb häufig nur »krauts«, so wie man in Deutschland die Amerikaner oft als Amis bezeichnet.

Die Vorteile der Milchsäurevergärung zum Zwecke langfristiger Lagerung ohne Einschränkung des Nährwertes macht sich auch die Landwirtschaft zunutze. Silofutter ist reicher an einigen Vitaminen als frisches Grünfutter und bewahrt die Nährwerte über eine lange Lagerzeit. Als vor einigen Jahren die größte Trockenheit in Australien das Abschlachten Hunderttausender von Tieren nötig machte, konnte ein Farmer in den Trockengebieten seine Tiere mit Silofutter retten. 20 Jahre zuvor gab es ein sehr gutes Jahr, in dem er das Grünfutter in einen primitiven Erdsilo einbrachte. Das Futter wurde zunächst nicht gebraucht und vergessen. Als die ersten Tiere vor Hunger starben, erinnerte man sich wieder daran und fütterte das alte Silofutter. Der Farmer sagte mir, daß seine Tiere nicht nur überlebten, sondern auch, daß sie gesünder waren als je zuvor.

Im 17. Jahrhundert wurden Gesetze in Holland, Deutschland und dann auch in England geschaffen, die es zur Pflicht machten, auf langen Seefahrten genügend milchsäurevergorenes Kraut, sprich Sauerkraut, für die Gesundheit der Besatzung mitzunehmen. Kapitän Cook hatte 60 Fässer Sauerkraut auf seinem Schiff, als er für seine dreijährige Expeditionsreise nach Australien startete. Ohne das wichtige Vitamin C (ungefähr 20 Milligramm pro 100 Gramm Sauerkraut) wären die Männer an Skorbut erkrankt. Nicht nur Vitamin C wird im Sauerkraut konserviert, sondern auch die Vitamine A, B1, B2, B6, B12, D, E, K und andere.

Es verhält sich ähnlich wie bei der Milch; rohe Milch ist gut verdaulich, gekochte, pasteurisierte oder homogenisierte Milch ist schlecht verdaulich. Daß man Milch nicht im Mikrowellenherd aufwärmen soll, liegt auf der Hand. Fermentierte Milch, wie Buttermilch und Kefir, ist besser verdaulich als frische Milch. Wenn man heute so viel über die Unverträglichkeit von Milchprodukten hört, liegt dies wohl in erster Linie daran, daß die Milch nicht mehr das ist, was sie früher einmal war. Die ältesten Menschen der Welt leben im Kaukasus, und sie haben den höchsten Verbrauch an Milchprodukten. Die rund 30 Bakterienarten im Kefir tragen sicherlich zu dem extrem guten Gesundheitszustand und hohen Alter dieser Menschen bei.

Vermutlich werden Sie sich nun fragen, was hat das alles mit der Guave zu tun. Ganz einfach, aus Guave-Blättern und -Früchten kann man auch milchsaure Guave-Produkte herstellen. Dadurch behält das Lebensmittel die lebendige, probiotische Kraft. Dies macht chemische Mittel wie Konservierungsstoffe und hohes oder besser gesagt zu hohes Erwärmen und Bestrahlen unnötig. Frische, lebendige, milchsäurevergorene Lebensmittel wie Sauerkraut, oder — wie in diesem Fall — saure Guave, unterstützen die Verdauung. Im milchsauren Gärungsprozeß werden nicht nur Vitamine produziert, sondern auch Bakterien, die wir in unserem Verdauungsapparat brauchen.

Mit Antibiotika werden nicht nur die krankmachenden Bakterien vernichtet, sondern auch die lebensnotwendigen, die wir zur Verdauung und für unser Immunsystem benötigen. Wer ein gestörtes Bakterienverhältnis im Darm hat, kann nicht gesund sein. Wenn es unumgänglich ist, Antibiotika zu nehmen, um damit Leben zu retten, sollten danach auf jeden Fall probiotische Lebensmittel auf dem Speiseplan stehen, wie Joghurt, Buttermilch, Kefir, Kombucha usw.

Entsprechende Rezepte, wie man milchsäurevergorene Guave für den Speisezettel, als Medizin, oder zur Schönheitspflege herstellt, sind in den entsprechenden Kapiteln beschrieben.

Die Wirksamkeit einer Pflanzenmedizin hängt auch erheblich von ihrer Frische ab. Die Guave hat nur eine sehr kurze Lagerfähigkeit, und frische Blätter gibt es nur in tropischen Ländern. Aber auch dort ist es für Menschen in Städten sehr schwierig, frische Guaveblätter genau dann zu bekommen, wenn sie gerade benötigt werden. In vielen Ländern der Erde, im Osten und im

Westen gleichermaßen, gibt es australisches Guave-Papaya-Konzentrat. Es ist eine Entwicklung von Jose Perko (The Kombucha House, Queensland, Australien), dem es gelungen ist, Guave zusammen mit Papaya durch ein über Jahre hinweg entwickeltes Fermentierungsverfahren langfristig lagerfähig zu machen. Durch die Milchsäurevergärung werden obendrein die Wirkstoffe noch besser vom Körper absorbiert. Vor vielen Jahren fand er heraus, daß diese beiden Pflanzen sich hervorragend in ihrer Heilwirkung ergänzen. Er mischt verschiedene Heilkräuter zu Guave und Papaya, wodurch er ein noch größeres Heilspektrum erzielt.

Das erste vergorene Guave-Papaya-Konzentrat wurde im Jahre 1994 auf den Markt gebracht.

Guave-Papaya-Konzentrat

Die Papaya ist reich an verdauungsfördernden Enzymen. Die meisten dieser Enzyme können nur in einem sehr begrenzten pH-Bereich wirksam werden. Der Grund, warum die Papaya so vielen Menschen zu besserer Verdauung verhilft, liegt darin, daß die in ihr enthaltenen Verdauungsenzyme Papain und Chymopapain in einem sehr weiten pH-Bereich aktiv sind. Personen mit einem »sauren Magen« finden genauso Hilfe wie Personen mit einem verhältnismäßig »alkalinen Magen«.

Im Konzentrat ergänzt sich die Papaya ideal mit der Wirkung der Guave. Erstaunliche Heilerfolge hat man insbesondere bei allen Bauchspeicheldrüsenerkrankungen, bei Diabetes, Durchfall, Gastritis, Verdauungsbeschwerden, Sodbrennen, Verstopfung, Schwellungen und Entzündungen, Halsbeschwerden, Rheumatismus, Schmerzen, Streß und Zahnschmerzen um nur einige wenige vorab zu nennen, beobachtet.

Dr. med. John Whitman Ray, bekannt durch seine unglaublichen Erfolge mit seiner Heilmethode »Body Electronics«*, nennt die Papaya eine Frucht, »die eine vollkommene Verdauung sicherstellt«. Sie wirkt als natürliche Medizin, die unseren Körper gesund erhält. In den vergangenen Jahren wurden erstaunliche Berichte bekannt, wie Papaya-Konzentrat Krebskranken geholfen hat, ihre Krankheit zu besiegen.

Für ausführliche Information über die Papaya wird das Buch von Harald Tietze, »Die sagenhafte Heilkraft der Papaya« (Falken Verlag) empfohlen.

Anwendungsformen

Je nach Gefühl und Geschmack ist es Ihnen überlassen, für welche der oben ausführlich beschriebenen Darreichungsformen Sie sich entscheiden.

Für den täglichen Gebrauch haben sich die folgenden Anwendungsformen, allen voran der Absud der Blätter, die pulverisierten Blätter als Tee, die Früchte selbst bzw. das getrocknete Früchtepulver und die Lotion, sehr bewährt.

Anmerkung: Body Electronics ist Heilung ohne fremde Einwirkung, bei der die körpereigenen elektrischen Ströme genutzt werden. Viele Menschen wurden von sogenannten unheilbaren Krankheiten, wie Arthritis, Krebs, Herzkrankheiten, MS und sogar von Geburtsfehlern geheilt. Selbst das Größenwachstum kann damit beeinflußt werden. Ich persönlich kenne einen jungen Mann, der im Alter von über 20 Jahren durch diese Methode innerhalb kürzester Zeit zweieinhalb Zentimeter gewachsen ist. Eine Beschreibung dieser Methode kann bei Harald Tietze Publishing, P.O.B. 34, Bermagui 2546, Australien angefordert werden.

Guave-Absud

Ein bis zwei Hände voll Guave-Blätter werden klein geschnitten und fünf Minuten in Wasser gekocht. Nach dem Abkühlen verwendet man den Absud für Waschungen und als Lotion.

Der Guave-Absud wirkt insbesondere gegen juckende Hautausschläge und Pilzerkrankungen, gegen schmerzende Muskeln und Hautstellen, bei Pickeln, Schuppenflechte, kleinen Schnitten und Wunden.

Guave-Tee

Guave-Tee aus grob geschnittenen oder fein pulverisierten Blättern wird wie jeder andere Kräutertee zubereitet. Guave-Tees schwanken im Preis enorm. Es werden auch manchmal billige Tees von der Erdbeerguave angeboten. Eine medizinische Wirksamkeit dieses Tees ist nicht bekannt. Gute Tees aus jungen Blättern aus biologischem Anbau sind zwar teurer, aber dafür besser und ergiebiger.

Guave-Tee schmeckt sehr gut, wenn man dabei berücksichtigt, daß es ein Heiltee ist. Eine Gaumenfreude ist insbesondere der Tee aus reifen Früchten. Dieser hat allerdings nicht den gleichen medizinischen Wert wie der Tee, der aus den Blätter der Guave zubereitet wird.

Um Krankheiten mit Tee zu heilen, sollten auch die Teeblätter mitverzehrt werden, damit man nicht den wertvollsten Teil wegwirft. Guave-Blätter sind allerdings sehr lederig-zäh, weshalb es nicht einfach ist, sie einfach mitzutrinken. Pulver aus Blättern eignet sich besser. Auf diese Weise kommen dem Körper alle Heilstoffe zugute.

Neben dem Blättertee gibt es auch Mischungen aus Blättern und Früchten, die als Heiltees gegen Diabetes eingenommen werden.

In Australien wird aus biologisch angebauten jungen Guave-Blättern ein Pulver hergestellt. Man verwendet es für Tee, wobei man es mittrinkt oder ißt, und nicht, wie bei normalen Tees, weg-schüttet. Guave-Pulver wird auch in Salaten oder zur Körper- und Schönheitspflege verwendet. Siehe dazu das Kapitel über die Guave und Kosmetik.

Guave-Pulver aus Früchten

Die Samen werden aus den frisch gewaschenen Früchten entfernt, die dann schnell getrocknet und schließlich zu Pulver gemahlen werden.

Man verwendet das Guave-Pulver bei Kopfschmerzen, Ge-schwüren, Wunden, Kopfhautentzündungen und Eiterflechte.

Guave-Lotion

Man nimmt 500 Gramm frische, geschnittene Guave und gibt so viel Wasser in den Topf, daß die Früchte gerade bedeckt sind. Es wird so lange bei niedriger Hitze gekocht, bis eine dicke Flüssig-keit entsteht.

Bei der Verwendung von getrockneter Guave empfehlen sich 50 Gramm Guave auf einen halben Liter Wasser. Angewendet wird die Lotion bei Akne, Geschwüren, Pickeln, Eiterflechte und Ent-zündungen.

Die befallenen Stellen werden zwei- bis dreimal täglich mit der Lotion behandelt.

Interessantes am Rande

Wenn Guave-Blätter getrocknet sind, sind sie sehr hart. Ich (Harald) trinke gerne die Blätter der Kräutertees mit, da ich der Meinung bin, daß die wertvollsten Bestandteile des Tees nicht weggeworfen werden sollten.

Mein alter Freund Jose hat deshalb seinen Guave-Tee immer besonders fein gemahlen, damit man ihn schlucken kann ohne die Schleimhäute im Rachen zu verletzen. Jose hat dabei etwas sehr Eigenartiges festgestellt, was er über Jahrzehnte im Umgang mit Bienen noch nie beobachtet hat. Wenn er Guave-Blätter mahlt, umschwirren etwa 100 bis 150 Bienen den Sack, der den Tee auffängt, wenn er aus der Mühle kommt. Der Sack ist sehr dicht gewebt und nur sehr feiner Guave-Staub dringt durch. Trotzdem bildet sich an der Außenseite des Sackes eine Schicht Guave-Staub, den die Bienen forttragen. Jose hat selbst 34 Bienenvölker und hatte so etwas noch nicht beobachtet.

Ich habe über viele Jahre hinweg 56 verschiedene Heilkräuter-Tees erzeugt, die natürlich auch gemahlen und in einem Sack aufgefangen wurden. Auch Bienen gibt es auf meinem Grundstück sehr viele, denn mein Nachbar ist ebenfalls Imker. Ich habe niemals beobachtet, daß Bienen den Kräuterstaub weggetragen haben. Die Guave ist eine absolute Ausnahme, und wir können uns nicht erklären, warum die Bienen den Staub genau wie den Nektar fleißig sammeln.

Auch wenn wir nicht erklären können, was in der Guave ist, das die Bienen so anzieht und warum sie es mit sich tragen, finde ich es doch äußerst interessant und erwähnenswert. Wir werden weitere Forschungen betreiben und andere Imker fragen. Eventuell haben auch deutsche Imker eine Antwort darauf.

Wässeriger Schalenauszug

Die Schale der reifen Frucht hat enorme Heilkraft. Wie bei vielen Früchten sind auch hier die besten Stoffe in der Schale. Aus der Schale gesunder Früchte kann man einen wässerigen Auszug herstellen. Selbstverständlich dürfen hierfür nur Schalen einwandfreier Früchte verwendet werden.

Man löst mit einem Löffel das Fruchtfleisch heraus und läßt ein wenig davon an der Schale. Die Schalen gibt man in ein Glas und füllt soviel Wasser dazu, daß die Schalen gut bedeckt sind. Das Glas sollte nicht fest verschlossen, sondern nur mit einem Tuch, das man mit einem Gummiring oben am Glasrand befestigt, bedeckt sein, damit keine Insekten hineinkommen. 24 Stunden lang wird nun das Glas in natürliches Licht gestellt. Selbst an einem bedeckten Tag reicht das Sonnenlicht aus. Über Nacht soll Mondlicht einwirken. Mondlicht ist reflektiertes Sonnenlicht. Nach 24 Stunden ist das Getränk gebrauchsfertig.

Dieser Schalenauszug wird unter anderem als Durststiller bei Diabetes verwendet.

Guave-Öl

Auszugsöl kann man selbst aus den Blättern herstellen. Man schneidet sie in kleine Stücke und gibt sie in einen Topf (nicht Aluminium). Gekaufter Tee aus Blättern ist schon fein gemahlen, man muß aber berücksichtigen, daß man bei der Verwendung von Tee weniger als ein Zehntel der Blättermenge braucht, die bei der Verwendung von Frischware erforderlich ist. Olivenöl wird zugegossen, bis alle Blätter bedeckt sind. Fünf Minuten lang wird das Öl nun bis zum Siedepunkt erhitzt. Der Topf wird dann für ein bis zwei Tage stehengelassen, bevor das Öl ausgepreßt wird. Zum Auspressen kann man ein Tuch nehmen. Guave-Öl eignet sich zum Massieren schmerzhafter Stellen besonders gut. Es sollte in Massageölmischungen nicht fehlen.

Blätter-Auflagen

Für eine Kompresse werden junge Blätter verwendet. Die Blätter werden zerquetscht oder in einem Küchenmixer zerkleinert, dann erhitzt, so wie man es mit Krautblättern macht, und auf schmerzende Stellen gelegt oder gebunden.

In Salz eingelegte Guave

Die Frucht (mit Schale) wird in Hälften oder Viertel geschnitten und mit Zitronensaft in ein Einmachglas gelegt. Eine dreiprozentige (30 Gramm pro Liter Wasser) Salzwasserlösung wird zugegossen, bis die Stücke bedeckt sind. Die Gläser werden dann zur »Reifung« an einem kühlen Platz gelagert.

In Essig eingelegte Guave

Halbierte, ungeschälte Früchte können in Essig eingelegt werden. Ein Einmachglas wird zu zwei Drittel mit Guave gefüllt, dann kommt soviel Essig dazu, daß alles bedeckt ist.

Eingelegte Guave kann lange Zeit gelagert werden. Der Essig wird nach mindestens vier Wochen Lagerung bei Bedarf abgesiebt.

Herstellung von Guave-Essig mit einem Kombucha-Pilz

Man kann Guave-Essig selbst im Kombucha-Brauverfahren herstellen. Üblicherweise wird zum Kombuchabrauen Schwarzer oder Grüner Tee verwendet. Statt dessen — oder gemischt mit üblichem Tee — fermentiert man Guave-Blätter-Tee. Im Gegensatz zur üblichen Gärzeit von ein bis zwei Wochen läßt man den Tee mindestens sechs Wochen gären.

Im Kombucha-Brauverfahren werden die heilkräftigen Inhaltsstoffe dem Körper leichter zugänglich gemacht, zusätzlich werden Vitamine und Probiotika durch die milchsaure Vergärung erzeugt. Mehr zum Thema Kombucha ist in dem Buch »Kombucha, Gesund & Fit mit dem Wunderpilz« von Harald W. Tietze, mvg-Verlag, Landsberg am Lech, nachzulesen.

Zur Gesunderhaltung kann man Guave-Essig wie im Haushalt üblich verwenden oder ihn zur Heilung von Krankheiten einsetzen.

Guave-Kombucha-Pilz-Auflagen gegen Schmerzen

Der Pilz, der eigentlich eine Flechte ist, entwickelt sich gut auf der Oberfläche des Braugetränks. Aus den unzähligen Versuchen, die ich mit verschiedenen Heilkräutern im Kombucha-Brauverfahren gemacht habe, bildet die Guave den stabilsten Pilz.

Ein getrockneter Pilz ist weichem Leder so ähnlich, daß Personen, denen man den Pilz zeigt, auf die Frage »Was ist das?«, alle »Leder« antworten. Zum Vergleich ist ein Pilz von der Papaya sehr weich und fällt beim Herausnehmen aus großen Braubehältern häufig schon auseinander.

Frischer Guave-Pilz ist eine hervorragende Auflage für schmerzende Stellen bei Arthritis oder Rheuma. Es wurden unglaubliche

Erfolge damit erzielt, selbst wo Schmerzen es nötig machten, an Krücken zu gehen. Durch nur eine oder in manchen Fällen einige Behandlungen mit Pilzauflagen konnten Erkrankte wieder ein erträgliches Leben führen oder waren ihre Leiden los. Bei Auflagen über mehrere Stunden saugt die Haut die gesamte Flüssigkeit, die im Pilz gebunden ist, ein. Ein zehn Millimeter dicker Pilz ist am nächsten Morgen so dünn wie Papier.

Achtung: Bei dieser Behandlung können negative Begleiterscheinungen auftreten. Der Pilz und damit die Flüssigkeit in ihm hat einen pH-Wert von etwa 3,5 und ist sehr sauer. Es kam wiederholt vor, daß Personen, die alle anderen Heilmethoden erfolglos ausprobierten und mit der Pilzauflage spontane Erfolge erzielten, diesen zu lange auf der Haut ließen. Die Folge war in diesen Fällen, daß sich ein juckender Hautausschlag an der vorher schmerzenden Stelle bildete. Alle Personen, die mir berichteten, beklagten sich über das unangenehme, lästige Hautjucken, das wenige Stunden bis zu zwei Tage anhält.

Trotz dieser unerwünschten Begleiterscheinung waren sich alle Betroffenen darüber einig, daß es ein guter Tausch ist – unerträgliche Schmerzen gegen Hautjucken.

Mit etwas Gefühl für diese Behandlung kann die unerwünschte Begleiterscheinung ausgeschlossen werden, indem man alle 20 Minuten die Haut unter dem Pilz prüft. Manche Personen reagieren schon nach 20 Minuten mit Hautrötung. Über eine derart schnelle Reaktion habe ich aber erst von einer Frau erfahren, die sich für einen besonderen Abend schön machen wollte. Sie arbeitet in einer Klinik und hatte von Ihren Patienten erfahren, daß die Haut nach einer Pilzauflage blühend jung aussieht. Sie bereitete ein Pilzmus zu und trug dieses als Maske auf die Gesichtshaut auf. Nach 20 Minuten sah sie nicht blühend sondern glühend aus und mußte mit viel Make-up ihren Fehler überdecken.

Andererseits hatte eine Frau im Alter von über 80 Jahren Probleme an einem Fuß und legte den Pilz eine ganze Nacht lang auf. Am nächsten Morgen war die Gefühllosigkeit in den Zehen nahezu verschwunden und die Beweglichkeit fast wieder ganz hergestellt.

Zur Schönheitspflege ist der Pilz sehr beliebt, und er wird so, wie er ist, oder als Mus für Masken verwendet. Zu diesem Zweck wird er in einem Mixer zerkleinert. Weder das Mus noch der ganze Pilz darf auf behaarte Stellen aufgetragen werden, weil er sich sofort an den Haaren festsetzt, so daß man ihn nicht mehr entfernen kann. Kein Haarwaschmittel hilft, die Pilzteile zu lösen. Einige Frauen, die besonders schön sein wollten, mußten sich nach solch einer Behandlung unfreiwillig die Haare schneiden oder die Augenbrauen ausdünnen. Andererseits wird der Pilz deshalb von einigen Frauen zum Entfernen unerwünschter Haare an den Beinen oder Lippen verwendet.

Wer sichergehen und die Vorteile der Pilzbehandlung nutzen will, kann dem Pilzmus einige Tropfen Olivenöl beigeben. Ein genaues Mischungsverhältnis hat mir jene Frau aus Amerika, von der ich den Hinweis habe, nicht gegeben. Sie verwendet Pilzmus für ihren Liebling, einen Hund, zur Haarpflege.

Große Kombucha-Pilze zum Auflegen gibt es noch nicht, im Handel. Man kann aber verhältnismäßig schnell Pilze im Kombucha-Brauverfahren selbst herstellen. Zur Schmerzlinderung ist es vorteilhaft, Guave-Kombucha zu brauen.

Wenn Sie keinen biologischen Guave-Tee bekommen können, wenden Sie sich bitte an Harald Tietze Publishing, P.O.B. 34, Bermagui 2546, Australien, oder an den internationalen Arbeitskreis in Steinhude (s. Anhang) und fordern Informationen über Bezugsquellen an.

Baden in Guave-Essig

Einem Wannenbad werden ein bis zwei Tassen Guave-Essig beigegeben, Fußbädern 1/4 Tasse. Bei Essigkonzentrat muß entsprechend verdünnt werden.

Baden in Guave-Essig wirkt schmerzlindernd und beruhigend.
Eine Mischung mit Johanniskraut (Tee oder Essig) verstärkt die
Wirkung.

Kompressen mit Guave-Essig

Die Wirksamkeit äußerlicher Anwendung von Heilmitteln wird
häufig unterschätzt. Kompressen wirken durch die Haut, ohne die
Verdauung zu belasten.

Man mischt 1/4 Liter Guave-Essig (bei einem Konzentrat entsprechend verdünnt) mit 3/4 Liter Wasser und läßt darin ein
Baumwolltuch vollsaugen. Dieses wird dann leicht ausgewrungen
und auf die Problemstelle gelegt oder gebunden. Mit einer Pla-
stikfolie über der Kompresse verhindert man, daß der Essig ver-
dampft. Ein größeres, trockenes Handtuch wird über die Kompresse gelegt, um Auskühlung zu vermeiden.

Guave-Tinktur

Wegen dem hohen medizinischen Wert empfiehlt es sich, eine
Tinktur aus jungen Blättern herzustellen.

Man gibt die Blätter in ein neues Glas. Alte Gurken- oder Sau-
erkrautgläser sind nicht geeignet. Man schüttet Alkohol darüber,
bis die Blätter bedeckt sind, genauso wie man aus anderen Kräu-

tern eine Tinktur herstellt. Das Glas schüttelt man täglich kräftig, bis nach vier bis sechs Wochen die Tinktur gebrauchsfertig ist. Die Blätter können dann gefiltert werden oder auch im Glas bleiben, was den Wert der Tinktur nicht negativ beeinflußt und attraktiver aussieht.

Als Alkohol verwendet man Cognac, Wodka, Obstler oder auf 40 Prozent verdünnten reinen Alkohol. In den Philippinen reibt man Kindern, die unter Krämpfen leiden, zur schnellen Hilfe den Rücken mit Guave-Tinktur ein.

Aus Guave-Tinktur kann homöopathische Guave hergestellt werden, wie es im nächsten Kapitel beschrieben ist.

Homöopathische Guave

Das Prinzip homöopathischer Medizin ist die Wirkung über die Information, die sogenannte homöopathische Frequenz der Pflanze oder des Heilmittels.

Für die meisten Personen empfiehlt es sich, wie Tina White, eine bekannte Homöopathin in Australien, meint, Guave D3 (3x) herzustellen. Homöopathische Guave D6 (6x) verwendet man gegen Guave-Pollen-Allergien.

Homöopathische Verdünnungen gibt es in D1, D3, D6 oder sogar in D30. Verdünnungen dazwischen finden ebenfalls Anwendung, wie etwa D12. Die Bezeichung D3 zum Beispiel bedeutet, daß ein Tropfen Guave-Tinktur in Tausend Tropfen anderer Flüssigkeit, wie z. B. destilliertem Wasser oder Alkohol, enthalten ist. D3 steht für Dilution 3 (dreimal verdünnt) und wird häufig auch als 3x bezeichnet.

Es ist nicht schwierig, eine homöopathische Verdünnung selbst herzustellen. Für D3 braucht man nicht 1000 Tropfen abzuzählen oder bei D6 eine Million. Es gibt dafür ein sehr einfaches System: Um 100 Milliliter D3 herzustellen, braucht man drei Flaschen, die jeweils 100 Milliliter fassen. Man füllt jede der drei Flaschen mit 90 Milliliter destilliertem Wasser. Sehr häufig wird in die dritte Flasche Alkohol gegeben, um langfristige Haltbarkeit zu erzielen. Die Mengen an Wasser, Alkohol oder Tinktur mißt man am einfachsten mit einer Aufziehspritze ab, die man in der Apotheke erhält.

Der ersten Flasche gibt man nun 10 ml Guave-Tinktur bei. Diese Flasche wird verschlossen und 50mal sehr stark geschüttelt, indem man sie am besten in die andere Hand oder auf ein Telefonbuch schlägt. Manche Homöopathen empfehlen, 30mal zu schütteln. Das gute Schütteln ist sehr wichtig. Diese Mischung wird nun D1 oder 1x genannt. Nun nimmt man von der ersten Flasche 10 ml heraus und füllt diese in die zweite Flasche. Abermals wird 50mal (bzw. 30mal) kräftig geschüttelt. Diese Flasche ist nun D2 oder 2x.

Wiederum werden von der D2-Flasche zehn Milliliter entnommen, der dritten Flasche zugegeben und 50mal fest geschüttelt. Der Inhalt der dritten Flasche ist nun die D3-Medizin, die in einer dunkelbraunen Glasflasche gut verschlossen und kühl gelagert werden sollte. Wenn man die Flasche beschriftet, erspart das späteres Rätselraten, was wohl in der Flasche sein mag.

Stellt man D6 her, füllt man in die dritte bis zur fünften Flasche destilliertes Wasser und in die sechste Flasche den Alkohol. Es wird dann mit jeder Flasche genauso weiter verfahren, indem man 10 ml aus der Flasche, die man geschüttelt hat, herausnimmt und in die nächste Flasche gibt.

Homöopathen empfehlen, dreimal täglich drei bis zehn Tropfen unter der Zunge einzunehmen und so lange wie möglich dort zu halten, um die Wirkung voll auszunutzen.

Guave-Blütenessenz nach Bach

Blütenessenzen werden von Naturvölkern schon seit Urzeiten in Ritualen gegen Krankheiten und zur Vorbeugung verwendet.

In den letzten Jahrzehnten wurden Blüten-Essenzen durch die Pionierarbeit von Dr. Bach ein nicht wegzudenkender Teil sanfter Heilung.

Der Homöopath Dr. Edward Bach (1886 – 1936) lebte in Mount Vernon in England. Er entwickelte die 38 weltweit bekannten Bach-Blüten-Essenzen die durch ihre Schwingungen oder Frequenzen auf der seelisch-geistigen Ebene wirken. Während man Medizin, chemische oder natürliche, nur nimmt, wenn man krank ist, sind Blütenessenzen dazu geeignet, vorbeugend auf den Geist und die Seele zu wirken, damit sich keine Krankheit festsetzen kann.

Man nimmt bei Bedarf je ein- bis mehrmals täglich drei Tropfen unter die Zunge. Wie bei homöopathischer Medizin, wird die Essenz nicht sofort geschluckt, sondern so lange wie möglich im Mund behalten.

Herstellung von Guave-Blütenessenzen nach der Stepanovs-Methode

Zur Herstellung von Guave-Blüten-Essenzen werden nur Blüten von wildwachsenden Guave-Bäumen genommen. Bäume aus Plantagen, und solche, die kernlose Früchte tragen, sind nicht für Blüten-Essenzen geeignet. Bäume die in Plantagen wachsen, selbst wenn diese biologischen Anbauprinzipien folgen, haben die Unterstützung durch den Menschen, wie Unkrautkontrolle, Zuschneiden und Wässerung in Trockenzeiten. Der wildwachsende

Baum dagegen muß sich selbst durchsetzen, behaupten und wird nur überleben, wenn er den richtigen Standort hat. Diesen hat er sich selbst gewählt und so ist es der Ort, an dem er seine natürliche Urkraft voll entfalten kann. Nur solche Bäume, die sich ihren Platz im natürlichen Selektionskampf eigenständig erkämpft haben, können die richtige Grundlage zur Herstellung von Essenzen sein.

Guave eignet sich hervorragend zur Herstellung der Ur-Essenz nach der Stepanovs-Methode. Diese ist bedeutend wirksamer in der Anwendung als die Methode nach Bach.

Die Stepanovs-Methode

Jutta Stepanovs wurde in Braunschweig geboren und wanderte, als sie noch ein Baby war, mit Ihren Eltern nach Australien aus. Sie ist Naturheilerin mit zahlreichen Auszeichnungen und beschäftigt sich seit vielen Jahren mit Blütenessenzen. Sie liebt Pflanzen und war mehr von der Methode der Aborigines angetan als von der Bachmethode, bei der die Blüten von der Pflanze abgetrennt werden und in der ersten Phase des Absterbens sind.

Das zweite Problem bei der Herstellung von Blütenessenzen ist die Wahl des Wassers. Welches Wasser ist das geeignetste, reines totes H_2O, Regenwasser oder Brunnenwasser mit all den Verunreinigungen heutzutage oder Leitungswasser mit den Chemikalien, die wir beimengen? Niemand konnte Jutta Stepanovs diese Fragen stichhaltig beantworten.

Ihr Ziel war, Essenzen aus lebendigen Pflanzenteilen mit lebendigem Wasser herzustellen. Nach der Stepanovs-Methode gibt man die Blüten nicht in Wasser, sondern sammelt das lebendige eigene Wasser der Blüte oder anderer Pflanzenteile. Diese Methode ist äußerst zeitaufwendig, da manche Blüten, insbesondere die an sehr trockenen Standorten, nur wenige mg pro Tag liefern. Die Pflanzen lieben diese Methode, was man deutlich an den frischen Blüten oder Blättern sehen kann, wenn die Auffangbehälter abgenommen werden.

Vorteile der Stepanovs-Methode

▶ Die Blüten der Pflanze werden nicht abgeschnitten, sondern können weiter ihren Zweck erfüllen.

▶ Die Schwingungen oder Frequenzen der Pflanzenteile sind lebendig und nicht in der ersten Phase des Absterbens.

▶ Abgeschnittene Blüten geben außer Pollen keine meßbaren Bestandteile ab, dagegen geben die nach der Stepanovs-Methode behandelten Blüten zusätzlich echte Uressenz ab und zwar in meßbaren Mengen.

▶ Mit der Stepanovs-Methode wird die für die Pflanze spezifische, lebendige Essenz, also die reine Uressenz, extrahiert.

Anwendung der Guave-Essenz

Früchte mit vielen Samen sind immer ein Zeichen von reicher Energie, die nahezu verschwenderisch von der Guave angeboten wird. Die Guave zählt deshalb zu den Pflanzen, die am meisten kosmische Energie und Lebenskraft enthalten.

Guave-Essenz findet zum Beispiel Anwendung bei Erschöpfung durch Streß, bei Unruhezuständen, Aufregung und vor allem bei Angst.

Guave-Anwendungen von A-Z

Allgemeines über Krankheiten

Die meisten Befindlichkeitsstörungen und Krankheiten der heutigen Zeit sind Ausdruck eines gestörten inneren Gleichgewichts. Die Ursachen sind in den meisten Fällen alltägliche Belastungen, denen die Abwehrkräfte des Körpers nicht mehr gewachsen sind. Diese Belastungen haben ihren Ursprung hauptsächlich in folgenden Bereichen:

▶ Sozialer Bereich – z. b. Streß, Überforderung und Frustration am Arbeitsplatz, mit Nachbarn oder dem Lebenspartner, Egodominanz, Intoleranz, Unflexibilität;

▶ Psychologischer Bereich – z. B. unverarbeitete Konflikte und Schuldgefühle, Selbsthaß, Mangel an Eigenliebe und Selbstbewußtsein;

▶ Biologischer Bereich – z. B. Immunschwäche und Infektanfälligkeit durch falsche Ernährung, mangelhafte Abhärtung, unzureichende Bewegung;

▶ Umwelt-Bereich – z. B. Umweltgifte, Luftverschmutzung, Nahrungs-und Genußmittelgifte.

Dennoch haben Krankheiten, wenn man sie ganzheitlich betrachtet, auch etwas Positives und Reinigendes.

Krankheiten – Wachstumsmotor auf dem Weg zu einem sinnerfüllten Leben

Bis heute wird Krankheit allgemein als eines der schlimmsten Übel dieser Welt angesehen. Mit grenzenloser Kraft wird auf wissenschaftlicher Ebene in lobenswerter Weise versucht, Krankheiten zu bekämpfen und auszurotten. Dies ist jedoch ein Kampf, der nie zu enden scheint, denn kaum ist eine Krankheit besiegt, entsteht schon wieder eine neue.

Wie alles auf der Welt, hat aber auch das Kranksein zwei Seiten: eine leidvolle und eine bereichernde, der persönlichen Weiterentwicklung dienende. Unter diesem Gesichtspunkt verliert die Krankheit an Schrecken und öffnet dem nach der wirklichen Ursache seiner körperlichen Entgleisung Suchenden einen langen, erkenntnisreichen Pfad der individuellen Reifung.

Ein Mensch, der begriffen hat, daß seine Krankheit kein Zufall, sondern die logische Konsequenz aus einer bestimmten Denk-und Verhaltensweise ist, kann nun in der Krankheit ein Geschenk sehen, eine von der Natur geschenkte Herausforderung, eine Chance, sich Neuem zu öffnen, zu begreifen und über sich selbst hinauszuwachsen. Krankheit also als Signal und Motivationsfaktor, als Korrektiv und Werkzeug, dessen sich unsere Seele bedient, um uns auf Fehler hinzuweisen, die uns langfristig noch größeren Schaden zufügen würden. Unter ganzheitlichen Aspekten erscheinen uns diese Zusammenhänge außerordentlich wichtig, denn die beste Naturheilmedizin – selbst die Guave – kann nur dann ihre volle Heilkraft entfalten, wenn es gelingt, durch eine naturgemäße Lebenseinstellung krankheitsauslösende Faktoren zu erkennen und konsequent zu beseitigen.

Hier die wichtigsten Indikationen, bei denen mit der Guave ausgezeichnete Heilungserfolge erreicht werden können. Die jeweilige Dosisangabe kann auf Grund noch nicht ausreichender wissenschaftlicher Forschungen nur eine grobe Richtschnur sein. Entscheidend für den Heilerfolg ist, durch aufmerksame Selbstbeobachtung die richtige Menge zu erkennen, die der Körper an Guave benötigt.

Abgeschlagenheit

► Frische Guave-Früchte und -Säfte mit viel Wasser gemischt.
► *Was Sie sonst noch tun können:* Einnahme von Magnesium und Vitamin E, sibirischem Ginseng oder Spirulina-Algen, Kombucha-Pilzkur, Kneipp-Anwendungen.

Akne

► Dreimal täglich Guave-Tee, dazu Guave-Lotion zum Auftragen, bei starken Entzündungen mit Absud mehrmals täglich abtupfen.
► *Was Sie sonst noch tun können:* Ernährungsumstellung, Darmsanierung, Einnahme von homöopathischem Sulfur D6 und Silicea D12, Waschungen mit Seesand und Mandelkleie, Meeresalgensalbe (biomaris), sowie Hamamelis-oder Arnika-Tinkturen verwenden.

Allergien, allgemein

► Das beste Mittel gegen jede Allergie ist selbstverständlich die allergieauslösende Substanz selbst in homöopathischer Verdünnung. Daneben hat sich die Urintherapie seit Jahrtausenden sehr bewährt. Meist reichen schon täglich fünf Tropfen morgendlichen Eigenurins aus, um nach einigen Wochen fast vollständig allergiefrei zu sein. (Mehr dazu im Buch von Harald Tietze »Shivambu, Urin das Heilige Wasser«, mvg Verlag.).
► Die Guave kann nur über eine Darmreinigung den Weg zur Ausleitung der Allergie ebnen. Guave-Frucht, -Pulver und -Tee wir-

ken hier stabilisierend auf die Stoffwechselvorgänge und insbesondere den Darm.

▶ *Was Sie sonst noch tun können:* Ernährungsumstellung, Darmsanierung und Entgiftung, Eigenblutbehandlung, Einnahme von Luffa Tropfen/Tabletten, Blütenpollenkapseln sowie Akupunktur.

Arterienverkalkung

▶ Guave-Trinkkur mit Saft, wässeriger Schalenauszug einmal pro Tag.

▶ *Was Sie sonst noch tun können:* Einnahme von Ginkgo, Knoblauch, Mistel und Sojalecitin, Aderlaß, Ernährungsumstellung, Kneipp-Anwendungen, Bewegungstherapie, Serumtherapie nach Wiedemann, Ozon-Sauerstoff-Therapie.

Arthrose / Rheuma

▶ Kombucha-Guave-Konzentrat, Kompressen mit abgekühltem Absud (keine Wärme), Einreibungen mit der Lotion, bei Schmerzen drei Tassen Tee pro Tag, Blätterumschläge (siehe S. 89).

▶ *Was Sie sonst noch tun können:* Verwendung von Weihrauchkapseln, hochdosiertem Brennesselkraut, Arnika, Weidenrindenextrakten, Teufelskralle; homöopathische Mittel: Pulsatilla, Rhus toxicodendron, Bryonie sowie Einreibungen mit Teebaumöl, Kältepackungen, Akupunktur, Neuraltherapie mit Störfeldausschaltung, Gymnastik, Kneipp-Anwendungen, Elektrotherapie, Thymusdrüsenkur und Gelenkserumtherapie nach Wiedemann.

Asthma

▶ Das reife Fruchtfleisch mit den Kernen essen, mit Honig gesüßten »schwachen« Tee dreimal täglich trinken, Absud herstellen und inhalieren, anschließend Brustkompressen, wobei Tücher mit dem Absud getränkt und auf die Brust gelegt werden.

▶ *Was Sie sonst noch tun können:* Inhalation und Einnahme von Huflattich, Spitzwegerich, Thymian, Efeu, Vogelknöterich, Eigenbluttherapie, Eigenurintherapie, Akupunktur.

Bauchspeicheldrüsenprobleme

▶ Längere Fruchtfleischdiät, große Mengen mit klarem Wasser stark verdünnte Säfte trinken.

▶ *Was Sie sonst noch tun können:* Diät: Teefasten oder ggf. Ananas- oder Papaya-Fruchtfleisch sowie Melonenfrüchte essen, Darmsanierung.

Blähungen

▶ Samen gut kauen und schlucken, Tee trinken, wässeriger Schalenauszug, Bauchkompressen mit Absud, Baucheinreibungen mit Öl.

▶ *Was Sie sonst noch tun können:* Einnahme von indischen Flohsamenschalen, Boldoblättern, Bilsenkrautblättern, Dillfrüchten, Kümmel, Minze; Baucheinreibungen mit Bergamottöl, warme Kompressen mit Kamille.

▶ Ernährungsumstellung, Bewegungstherapie, Darmsanierung.

Blutdruck, zu hoher

▶ 0,5 bis maximal 1 kg Guave-Fruchtfleisch pro Tag, 3x täglich 1 l Tee (muß nicht stark sein).

▶ *Was Sie sonst noch tun können:* Verwendung von Rauwolfiawurzel, Mistel, Knoblauch, Weißdorn und Arnika; Aderlaß, Entspannungstherapie, Akupunktur.

Blutreinigung

▶ 0,5 bis 1 kg Guave-Fruchtfleisch essen, Guave-Essig dem Badewasser zugeben, dreimal pro Tag Tee trinken.

▶ *Was Sie sonst noch tun können:* Brennessel, Artischocke und Löwenzahn als Frischpflanzensäfte, Rohkostkur, Wassertrinkkur (3-4 l pro Tag).

Blutstillung

▶ Auflagen von jungen, frischen Blättern, Waschungen mit Absud.

Bronchitis

▶ Den Saft der reifen Guave leicht erwärmt trinken, bei häufigen Hustenanfällen regelmäßig Tee trinken. (Weitere Anwendungen siehe unter »Asthma«, S. 76).

Darmentzündung (Collitis)

▶ Schwacher Tee aus jungen Blättern, homöopathische Guave D6.
▶ *Was Sie sonst noch tun können:* Diät, Darmsanierung, Nux vomica, Ohrakupunktur.

Desinfektion

▶ Ein starker Tee aus den jungen Trieben (mit Blättern) wird für vaginale Spülungen nach der Geburt verwendet. Auf den Philippinen ist es nach überliefertem Brauch sehr wichtig, daß dafür eine ungerade Zahl Blätter genommen wird, wie z. B. 11 oder 13. Gerade Zahlen bringen keinen Erfolg oder Unglück. Für kleine Operationen wie Beschneidungen wird dieser Tee ebenfalls angewendet.

Depressionen, Ängste:

▶ Guave-Blütenessenz, Guave-Tee dreimal pro Tag.
▶ *Was Sie sonst noch tun können:* Johanniskraut, Melisse, Baldrian, Hopfen, Kava Kava; Akupunktur, Entspannungstherapie.

Diabetes

▶ Guave-Diät mit 0,5 bis 1 kg Fruchtfleisch pro Tag; dreimal 1 Teelöffel pulverisierten Guave-Tees mit heißem Wasser aufgießen und mit Pulver trinken (dreimal 1/4 l); Schalenauszug ist ein guter Durstlöscher bei Diabetes und senkt zudem den Zuckerspiegel und den Blutdruck

▶ *Was Sie sonst noch tun können:* Ernährungsumstellung, Darmsanierung, Bewegungstherapie; indische Flohsamenschalen, Trinkkuren mit Wasser.

Divertikulose

▶ Achtung: Die Samen sollen nicht verzehrt werden; langfristige Guave-Diät mit Fruchtfleisch und Säften.

▶ *Was Sie sonst noch tun können:* indische Flohsamenschalen, Faulbaumrinde, Senna, Leinsamen, Aloe; Darmmassage, Bewegungstherapie, Darmsanierung.

Durchfall

▶ Eine Handvoll Blätter mit Wasser übergießen, aufkochen und ca. 5 Minuten ziehen lassen. Nach dem Abkühlen mehrmals pro Tag eine Tasse trinken; Teepulver wirkt genauso gut.

▶ *Was Sie sonst noch tun können:* Eichenbaumrinde, Gänsefingerkraut, Odermenningkraut; mikrobielle Therapie mit abgetöteten E.coli-Kulturen, Darmsanierung.

Erbrechen

▶ Auf den Philippinen wendet man zur Magenberuhigung Inhalationen an, die aus den jungen, zerquetschten Trieben (mit Blättern) zubereitet werden.

▶ *Was Sie sonst noch tun können:* Nux vomica, Akupunktur, Kamille.

Ekzem

▶ siehe Hautkrankheiten

Epilepsie

▶ Einreibungen mit Guave-Tinktur entlang der Wirbelsäule, hochkonzentrierter Tee aus Pulver (Mittrinken des Pulvers), Bad mit Tinktur.

▶ *Was Sie sonst noch tun können:* Entspannungstherapie, Psychotherapie (Familienstellung nach Hellinger)

Fettpolster/Übergewicht

▶ Fruchtsaft mit viel Wasser gemischt mehrmals täglich trinken, dazu Artischocken- und Löwenzahnsaft, 3–4 Liter Tee.

▶ *Was Sie sonst noch tun können:* Bewegungstherapie, Entspannungstherapie, Ernährungsumstellung, homöopathische Entgiftungskur, Ohrakupunktur, Kneipptherapie.

Fieber

▶ Guave-Diät, Tee, Bäder mit Guave-Tinktur, Wickel an Brust und Unterschenkeln mit kaltem Absud.

Fußpilz

► Fußbäder mit Absud, Einreibungen mit Lotion.
► *Was Sie sonst noch tun können:* Darmsanierung; Anwendung von Wacholderbeeröl, Urintrinkkur, Urinfußbäder, Teebaumöl.

Geschwüre, äußerlich – Geschwüre, innerlich

► siehe Hautkrankheiten

Gicht

► Tee, Früchte, kalte Kompressen, (siehe auch Rheuma, S. 87 und Schmerzen, S. 89).

Halsbeschwerden

► Gurgeln mit abgekühltem Absud, Vitamine in Form des reifen Fruchtfleisches.
► *Was Sie sonst noch tun können:* Gurgeln mit Teebaumöl, Salbei oder Kamille.

Harnwegsinfekt

► Starken Tee klein zermahlener Blätter kochen und mindestens 10 Minuten ziehen lassen.

▶ 3–4 l über den Tag verteilt trinken, Saft mit viel klarem Wasser gemischt trinken.

▶ *Was Sie sonst noch tun können:* Durchspülung mit Birkenblättern, Goldrute, Schachtelhalmkraut, Bärentraubenblättern und Brennesselkraut.

Haarausfall

▶ Guave-Blütenessenz, Tee einmal pro Tag, Haarspülungen und Massage mit Absud.

▶ *Was Sie sonst noch tun können:* Darmsanierung, Entspannungstherapie, Kopfhautmassage, Lymphdrainage, Reflexzonenmassage; Vitamin H, Silicea D12, Sulfur D6, Vitamin B, Spülungen mit Aloe oder dem Absud der Gemeinen Scharfgarbe.

Hämorrhoiden und Perianalekzeme

▶ 500 g frische und 250 g getrocknete Früchte mit Wasser mischen, aufkochen und rühren bis eine dicke Masse entsteht; damit den entzündeten Darmausgang mehrmals einstreichen.

▶ *Was Sie sonst noch tun können:* Sennablätter, indische Flohsamenschalen, Faulbaumrinde; Darmsanierung, Ernährungsumstellung.

Haut- und Schleimhautreizungen, allgemein

▶ Eine Handvoll Blätter wird fünf Minuten gekocht; Mund- oder Vaginalspülungen mit dem abgekühlten Wasser.

▶ *Was Sie sonst noch tun können:* Tinkturen aus Kamille, Arnika, Ringelblume oder Hamamelis bzw. Salbenzubereitungen davon mit mit Zink oder Lebertran, Ernährungsumstellung, Auslaßdiäten, Darmsanierung.

Hautkrankheiten, weitere

Ekzeme

▶ Für Badeanwendungen werden dem Badewasser 1/2 Tasse Guave-Essig, 1/2 Tasse reines Hafermehl, 2 Tropfen Wacholder-Öl, 2 Tropfen Lavendel-Öl und zwei Tropfen Geranien-Öl beigemischt.

▶ Eine Lotion stellt man aus 40 ml Guave-Öl, 10 ml Guave-Essig, 10 Tropfen Goldmelissen-Öl, 8 Tropfen Lavendel-Öl, 4 Tropfen Melissen-Öl und 3 Tropfen Kamillen-Öl her. Vor Gebrauch muß sie gut geschüttelt werden. Man behandelt die befallenen Stellen zweimal täglich.

▶ Eine andere Möglichkeit: 500 g frische und 250 g getrocknete Früchte mit Wasser mischen und aufkochen, bis eine dickflüssige Masse entsteht; diese auf die Wunde bzw. das Ekzem auftragen.

Schuppenflechte

▶ Man macht einen starken Guave-Tee und mischt Gelbwurz (Turmerik) bei. Die befallenen Stellen werden mit diesem Tee vor der Öl-Behandlung gewaschen.

► Öl gegen die Schuppenflechte wird aus 40 ml Guave-Öl, 40 ml Papaya-Öl, 20 ml Rizinusöl, 25 Tropfen Goldmelissen-Öl, 10 Tropfen Kamillen-Öl, 5 Tropfen Schafgarben-Öl, 5 Tropfen Mohrrüben-Öl und 5 Tropfen Lavendel-Öl hergestellt. Vor Gebrauch muß es gut geschüttelt werden. Die von der Schuppenflechte befallenen Stellen werden zweimal täglich mit dem Öl behandeln.

Verbrennungen

► Aus getrockneten Früchten wird Holzkohle hergestellt. Diese wird fein gemahlen, mit Johanniskraut-Öl gemischt und zu einer Paste verarbeitet, die sich bei Bedarf auf die Verbrennungen auftragen läßt. Zur schnelleren Heilung und zur Linderung von Schmerzen kann man der Paste auch Lavendel-Öl beimischen.

Wunden

► Wunden werden mit einem starken Guave-Tee zur Desinfektion, Schmerzlinderung und auch schnelleren Heilung gewaschen. Zur Behandlung von langsam heilenden Wunden wird dem Tee zusätzlich noch Lavendel-Öl oder Teebaum-Öl beigemischt.

► Zerquetschte Blätter legt man zur Desinfektion und Schmerzlinderung auf die Wunden. Die Blätter können auch fünf Minuten gekocht werden, um anschließend die Wunde mit dem abgekühlten Aufguß zu reinigen

Skabies

▶ Dies ist eine lästige Hauterkrankung, die durch ein Kleininsekt, dem Sarcoptes scabei, ausgelöst wird. Zur Behandlung wäscht man die befallenen Hautstellen mit Guave-Tee, dem man zusätzlich Goldmelissen-Öl, Lavendel-Öl, Pfefferminz-Öl, Rosmarin-Öl und Teebaum-Öl zur besseren Wirkung beimischen kann.

▶ Skabies-Lotion stellt man aus 50 ml Guave-Öl, 50 ml Guave-Essig, etwas Knoblauch, 20 Tropfen Teebaum-Öl, 5 Tropfen Zimt-Öl und 5 Tropfen Nelken-Öl her. Die befallenen Hautstellen werden erst mit Guave-Tee gewaschen und dann mit dieser Lotion zweimal täglich behandelt.

Eiterflechte

▶ 100 ml starker Guave-Tee werden 10 ml Lavendel-Öl vermischt und darin Baumwolle getränkt, mit der man die befallenen Stellen sorgfältig behandelt. Anschließend wird eine Kompresse aus Guave-Tee, dem man Tagetes-Öl und Myrrhen-Öl zugibt, aufgelegt.

Hautjucken

▶ Zur Behandlung von Juckreiz gibt man dem Badewasser 1/2 Tasse Guave-Essig, 1/2 Tasse feines Hafermehl, 3 Tropfen Lavendel-Öl und 3 Tropfen Kamillen-Öl zu. Die befallenen Stellen werden zwei- bis dreimal täglich behandelt.

Herz, nervöse Störungen

▶ Baden in Guave-Tinktur, Guave-Tropfen D12.
▶ *Was Sie sonst noch tun können:* Einnahme von Johanniskraut, Weißdorn, Cactus D12, Bewegungstherapie, Entspannungstherapie.

Immunsystem (Stärkung)

▶ Regelmäßig 3 frische Früchte pro Tag essen oder frischen Tee kochen.
▶ *Was Sie sonst noch tun können:* Urin- oder Eigenblut-Therapie, Bewegungstherapie, Entspannungstherapie, Thymusaufbaukur.

Kopfschmerzen

▶ Mit zerquetschten Blättern die Stirn und Schläfen einreiben, Tee aus Pulver trinken und Pulver mitessen; baden in Guave- Essig.
▶ *Was Sie sonst noch tun können:* Duftlampe mit Rosmarin oder Basilikum, Lavendelkompressen in den Nacken, Minzölmassage an den Schläfen, Akupunktur, Darmsanierung, Entgiftung, Neuraltherapie mit Störfeldausschaltung, Bewegungstherapie, Entspannungstherapie.

Krämpfe

▶ Einreibungen mit Guave-Tinktur (besonders gut bei nächtlichen Wadenkrämpfen).

▶ *Was Sie sonst noch tun können:* Wickel mit Melisse, Teebaumöl-massagen, Nux vomica.

Magenbeschwerden, allgemein

▶ Rinde oder Blätter aufkochen und trinken, getrocknete Früchte essen.

▶ *Was Sie sonst noch tun können:* Nux vomica, Bauchwickel, Bauchdeckenmassage, Enzianwurzelkraut, Wermut, Kamille, Fenchel.

Menstruationsschmerzen

▶ Ein starker Tee wird aus den jungen Trieben (mit Blättern) gekocht und mehrmals pro Tag getrunken.

▶ *Was Sie sonst noch tun können:* Keuschlammfrüchte, Gänsefin-gerkraut, Cimicifuga, Akupunktur, Reflexzonenmassage.

Nierenentzündung und Nierenkolik

▶ Stark verdünnten Tee in großer Menge trinken; (siehe auch Harnwegsinfekt, S. 81)

Rheumatismus

▶ Einreiben der Gelenke mit der Innenseite der Rinde, Herstellung von Lotion zum Einreiben (drei- bis viermal täglich), Tee dreibis viermal täglich trinken, 2–3 frische Früchte pro Tag essen; (weitere Behandlungen siehe unter Schmerzen, S. 89-90; Guave-Pilz-Auflagen siehe unter Arthrose, S. 75).

Schwindel

▶ Vier- bis fünfmal pro Tag schwacher Tee, Guave D12, Guave-Blütenessenzen.

▶ *Was Sie sonst noch tun können:* Einnahme von Ginkgo, Cactus, Weißdorn und Nux vomica; Darmsanierung.

Würmer

▶ Eine Handvoll Guave-Samen zerquetschen und mit Honig und warmem Wasser mischen, 4–5 Tage lang mehrmals täglich trinken.

▶ *Was Sie sonst noch tun können:* Darmsanierung, Wassertrinkkur, Laktulosekur.

Zusätzliche Anwendungen

Die Guave und Schmerzen

Die schmerzlindernde Wirkung der Guave wird von Personen sehr geschätzt, die an Arthritis, Gicht, Rheumatismus und anderen schmerzhaften Erkrankungen leiden. Kompressen mit Guave, auf die schmerzenden Stellen aufgelegt, bringen Linderung und helfen gegen Entzündungen und Schwellungen. Heiße Kompressen werden in erster Linie gegen chronische Schmerzen, kalte Kompressen gegen akute Schmerzen angewendet. Bäder in Guave-Essig sind sehr beruhigend und schmerzlindernd.

▶ Schmerzlindernde Kompressen
50 ml Guave-Essig
450 ml heißes Wasser
10 Tropfen Wacholder-Öl
10 Tropfen Kamillen-Öl
5 Tropfen Rosmarin-Öl
Alle Zutaten werden gut gemischt. Ein mit dieser Mischung getränktes Handtuch wird ausgewrungen und auf die zu behandelnde Stelle gelegt.

▶ Schmerzlinderndes Bad
1/2 Tasse Guave-Essig
5 ml Guave-Öl
4 Tropfen Wacholder-Öl

2 Tropfen Majoran-Öl
2 Tropfen Lavendel-Öl
Dieses Bad ist bestens für Personen geeignet, die an Rheuma oder anderen Schmerzen leiden. Die Badezeit sollte nicht länger als zwanzig Minuten betragen. Damit sich die Öle nicht verflüchtigen, werden diese erst nach dem Füllen der Badewanne zugegeben.

► Schmerzlinderndes Öl
20 ml Guave-Öl
10 ml Oliven-Öl
10 Tropfen Kamillen-Öl
10 Tropfen Majoran-Öl
5 Tropfen Lavendel-Öl
10 Tropfen Rosmarin-Öl
Alle Zutaten werden gut vermischt und wenn nötig in die schmerzenden Stellen einmassiert. Für beste Ergebnisse empfiehlt es sich, das Öl nach einem Guave-Bad oder nach einer Guave-Kompresse anzuwenden.

► Zahnschmerzen
Gegen Zahnschmerzen wird die innere Rinde des Baumes gekaut. Auf den Philippinen werden die Blätter erst gequetscht und dann auf die schmerzende Stelle im Mund gelegt. Die frischen Blätter können auch einfach gekaut werden.

Die Guave und Krebsheilung

Die Entstehung von Krebs ist grundsätzlich ein multikausales Geschehen, an dem eine Vielzahl von auslösenden Komponenten beteiligt ist.

Erbanlagen, Viren, Umweltgifte, Ernährungsfehler, Mutationen, mechanische Reize, lebensbelastende psychogene Faktoren, soziale, berufliche und klimatische Einflüsse, schicksalhafte karmische Verstrickungen und viele andere Faktoren können dazu führen, daß sich Zellen aus ihrem natürlichen Zellverband herauslösen, um sich ungehemmt zu vermehren.

Ziel jeder ganzheitlichen Therapie muß es daher zunächst sein, die krankheitsauslösenden Faktoren aufzudecken und möglichst auszuschalten. Dies führt in der Regel dazu, daß die Lebensweise grundlegend umgestellt werden muß und vollständig neue Ansätze zur »optimalen« natürlichen Lebensführung entwickelt und praktisch umgesetzt werden müssen. Ausreichend Schlaf, gesunde Ernährung, ausreichend Bewegung, Zeit für Entspannung und Meditation sind nur einige der Faktoren, die den Willen, gesund zu werden, unterstützen müssen.

Ist dieser vorhanden und ist der Patient bereit, die nötigen Grundschritte dafür zu tun, dann kann die Guave ein wertvolles Zusatzheilmittel sein, um dem Körper auf seinem Weg zu Gesundheit und Wohlbefinden zu helfen. Dreimal täglich sollte man nach Möglichkeit jeweils zwei Früchte essen. Außerdem sollte man morgens und mittags Guave-Tee trinken, ergänzend dazu Guave-Papaya-Kombucha-Extrakt, das man als Fertigprodukt beziehen kann.

Die Guave ist ebenso wie die Papaya die perfekte Nahrungsergänzung zur Unterstützung des geschwächten Körpers bei auszehrenden Krebserkrankungen. Schon viele Menschen konnten mit diesem speziellen Konzentrat geheilt werden.

Darüber hinaus sollten jedoch noch verschiedene bewährte Naturheilverfahren Anwendung finden, um die Selbstheilungskräfte des Körpers optimal zu stärken:

- Ozon-Sauerstoff-Therapie mit Vitamin C-Zusatz (12–18 Sitzungen/zweimal pro Jahr)
- Sauerstoff-Mehrschritttherapie nach Ardenne (12–18 Sitzungen/vier- bis fünfmal pro Jahr)
- Hämatogene Oxidationstherapie (12 Sitzungen/einmal pro Jahr)
- Ozon-Eigenblutinjektionen unter Zugabe von Echinacin.
- Immunstimulation durch Pflanzenpräparate: Thuja, Eleutherococcus, Baptista-Extrakte, Echinacea, Ginseng, Teufelskralle u. a. (12–18 Injektionen und orale Gabe)
- Organlysattherapie:
  a) Thymusspezialkur (15–18 Sitzungen/zweimal pro Jahr), z. B. Thymoject von biosyn
  b) Kur mit Leber-Milz-Extrakten (regelmäßig begleitend zur Chemotherapie), z. B. Faktor AF
  c) Anthroposophische Medizin: Interleukinmodulation durch Mistellektine (sieben Injektionen, dann zwei Wochen Pause), z. B. Eurixor (biosyn) oder Iscador.
- Bei der Misteltherapie mit Iscador verwendet man von Viscum album die gesamte Pflanze, jedoch je nach Art des Krebses entsprechend der anthroposophischen Lehre von verschiedenen Wirtsbäumen:
  Geschwulste des Verdauungs- und Urogenitaltraktes sowie der Extremitäten: Apfelbaummistel (Frauen) und Eichenmistel (Männer),

92

Geschwulste des Nasen-Rachen-Raumes und der Haut: Kiefermistel

Geschwulste der Bronchien: Eichenmistel (Männer) und Kiefer- und Ulmenmistel (Frauen)

▶ Immuntherapie durch Spurenelemente wie Selen (insbesondere Selenase), Zink (Zinkotase), Kupfer und Lithium

▶ Substitutionstherapie mit Enzymen und Vitaminen (vor allem C und E)

▶ Mikrobiologische Therapie/Darmsanierung

▶ Homöopathische Umstimmungstherapien

▶ Nahrungsergänzungsmittel (Papaya, Spirulina, Kombucha u. a.)

▶ Akupunktur und diverse Heilmethoden der traditionellen chinesischen Medizin in speziellen Fällen.

All diese Methoden müssen nicht alternativ eingesetzt werden. Sie alle eignen sich hervorragend als additive (zusätzlich zu Chemotherapie und Bestrahlung angewandte) Heilverfahren.

Die Guave und gesunde Lebensführung

Die Guave ist sehr wirkungsvoll, um viele Krankheiten zu heilen. Keine Medizin darf aber als alleiniges Wunderheilmittel angesehen werden.

Wenn die Ursache der Krankheit beseitigt wird, erübrigt sich oftmals schon eine umständliche und anstrengende Heilmaßnahme. Eine Krankheit ist wie ein Mosaik und setzt sich aus mehreren Faktoren zusammen. Man kann sich ein Glas vorstellen, das man mit verschiedenen Flüssigkeiten auffüllt. Ein bißchen ungesundes Essen, ein bißchen schlechte Luft, ein bißchen Übermaß an Alkohol, ein bißchen Streß usw. Die letzte »Zutat«, die man ins Glas schüttet, bringt dieses zum Überlaufen oder eben die Krankheit zum Ausbruch.

Bei all diesen Naturheilmethoden darf daher die naturgemäße Lebensführung mit aktivem physischen und psychischen Immuntraining nicht vergessen werden:

▶ Bewegungstherapie
▶ Ernährungstherapie und Heilfasten
▶ Krankengymnastik
▶ Kneipp-Anwendungen (Abhärtung)
▶ Entspannungstherapie (insbesondere Yoga und Meditation)
▶ anregende und befriedigende Freizeitgestaltung (z. B. neue Hobbys)
▶ integrative Therapien zur Selbsterkenntnis und Persönlichkeitsentwicklung
▶ Entwicklung neuer Sichtweisen und anderer Standpunkte durch Beschäftigung mit philosophischer Literatur u. a.
▶ Wege zur Gelassenheit durch geistige »Hygiene« (Liebe, Güte und ein frohes Herz sind die beste Medizin)

Gibt es Nebenwirkungen?

Die oben beschriebenen Anwendungsweisen stammen von alten wie neuen Erfahrungsberichten sowie von ersten wissenschaftlichen Studien. Diese sind leider noch nicht so umfangreich, daß sich über Nebenwirkungen zuverlässige Aussagen machen lassen. Die Einnahme der Guave-Extrakte geschieht daher auf eigene Gefahr, wobei allerdings die Guave allgemein als eine »sichere« Heilpflanze angesehen wird. Abhängigkeit ist nicht bekannt. Wie bei allen Heilkräutern oder auch Lebensmitteln, ist eine Einnahme in Überdosen und über einen längeren Zeitraum nicht anzuraten. Im Buch Juice-Diet For Perfect Health (Saft-Diät für perfekte Gesundheit) wird von den chinesischen Autoren (Dr. Gala et. al.) darauf hingewiesen, daß man keine großen Mengen dieser Frucht essen soll und daß Personen, die an Verstopfung leiden, die Frucht nicht essen dürfen. Hierzu ist zu bemerken, daß in Malaysia die Samen gegen Verstopfung gekaut werden.

Die Guave und Kosmetik

Die Früchte und Blätter der Guave eignen sich hervorragend zur Schönheitspflege.

Die Guave hat verhältnismäßig viel Gerbsäure, die infolge ihrer Reaktionen mit den Hautproteinen heilend wirkt und die Haut strafft. Sie formt eine schützende Membran auf der angegriffenen Haut, die Nervenenden werden unempfindlich gemacht, die Hautausscheidungen stark verringert, sowie Entzündungen gehemmt und Juckreiz und Hautunreinheiten vermindert.

Hautpflege

Guave-Früchte und -Blätter helfen bei der Behandlung von Akne und unerwünschten Hautrötungen.

▶ Hautreiniger
50 g reiner Honig
5 ml Guave-Essig
1 ml Zitronensaft

Alle Zutaten werden gut vermischt, zweimal täglich in die feuchte Haut sanft einmassiert und anschließend mit klarem Wasser nachgespült.

▶ **Hauterfrischer**
20 ml Guave-Essig
60 ml Lavendel-Wasser
Der Essig und das Wasser werden vermischt und zweimal täglich auf die vorher gründlich gereinigte Haut aufgetragen.

▶ **Feuchtigkeitsöl**
20 ml Guave-Öl
10 ml Schafgarben-Öl
15 ml Mandel-Öl
5 ml Nachtkerzen-Öl
5 Tropfen Mohrrübensamen-Öl
10 Tropfen Lavendel-Öl
Alle Zutaten werden gut vermischt und nur wenige Tropfen täglich zweimal sanft in die Haut einmassiert.

▶ **Gesichtsmaske**
10 g grüne Heilerde
5 g Bierhefe
10 g Guave-Pulver
Alle Zutaten werden gut vermischt. Dabei wird soviel Wasser zugegeben, daß eine weiche Masse entsteht. Einmal wöchentlich wird die Maske mit einer weichen Bürste aufgetragen, Kontakt mit den Augen muß vermieden werden. Nachdem die Maske getrocknet ist, wird die Haut mit warmem Wasser gereinigt und anschließend wird die Haut mit Hauterfrischer und Feuchtigkeitsöl verwöhnt

▶ Gesichtmaske mit frischer Guave
1/4 Guave-Frucht
1 Teelöffel Bienenhonig
1 Ei
1/4 Teelöffel Guave-Essig
2 Eßlöffel Buttermilch
Alle Zutaten werden gut vermischt und auf die gereinigte Haut aufgetragen. Die Einwirkungszeit sollte bei 10 bis 15 Minuten liegen. Mit warmem Wasser gründlich abwaschen. Anschließend mit Hauterfrischer und Feuchtigkeitsöl nachbehandeln.

▶ Pickelmixtur
5 ml Guave-Öl
5 ml Rizinus-Öl
10 mm Guave-Essig
10 Tropfen Teebaum-Öl
Die Mischung muß vor Gebrauch gut geschüttelt werden. Nur eine kleine Menge der Mixtur wird dreimal täglich auf die Problemstellen getupft, bis die Flecken verschwinden. Man braucht nur wenig Mixtur für beste Ergebnisse.
Zur Behandlung von Pickeln und Geschwüren werden frische Guave-Blätter zu einem Mus verarbeitet, das man etwa 15 Minuten auf den Problemstellen einwirken läßt. Danach wird mit Wasser gereinigt und die obige Mixtur aufgetragen.

Körperpflege

Die Guave eignet sich allgemein hervorragend zur Körperpflege, insbesondere gegen Körpergeruch, zur Entfernung toter Hautzellen, zur Schmerzlinderung und gegen Juckreiz.

▶ Einreibung

Guave-Blätter werden zu einer Paste verarbeitet, mit Hafermehl, Meersalz und Wasser vermischt und auf den Körper aufgetragen. Diese Behandlung eignet sich besonders für Personen, die einen starken Körpergeruch haben. Anschließend folgt ein aromatisiertes Bad von 15 Minuten.

▶ Aromatisiertes Bad

1/2 Tasse Guave-Essig
5 ml Guave-Öl
50 g Epsom-Salz
5 Tropfen Lavendel-Öl
3 Tropfen Goldmelissen-Öl
2 Tropfen Zypressen-Öl

Bei juckenden Hautstellen kann zusätzlich noch eine halbe Tasse fein gemahlenes Hafermehl zugefügt werden.
Anwendung: einmal wöchentlich zur Entspannung und Desodorisierung.

▶ Körperlotion

20 ml Guave-Öl
30 ml Guave-Essig
10 Tropfen Lavendel-Öl
10 Tropfen Goldmelissen-Öl
5 Tropfen Zypressen-Öl

Alle Zutaten werden gut vermischt. Ratsam ist es, die Lotion nach einem aromatisierten Bad anzuwenden.

▶ Babypuder

50 g Guave-Puder
50 g Pfeilwurz

20 Tropfen Lavendel-Öl
15 Tropfen Goldmelissen-Öl
15 Tropfen Zitronengras-Öl
Die Zutaten werden in einen luftdichten Glasbehälter gegeben und über Nacht stehengelassen. Am nächsten Tag wird der Puder durch ein Mehlsieb gesiebt. Die Aufbewahrung des Puders sollte luftdicht erfolgen.

▶ Deodorant
50 ml Guave-Essig
50 ml Zaubernuß
25 Tropfen Lavendel-Öl
15 Tropfen Zitronengras-Öl
10 Tropfen Zypressen-Öl
Die Öle werden mit dem Guave-Essig gemischt und über Nacht in einer verschlossenen Flasche stehengelassen. Am nächsten Morgen wird die Flüssigkeit gesiebt und die Zaubernuß zugegeben. Zur Anwendung benutzt man eine Zerstäuberflasche.

Haarpflege

Guave-Rinde und Blätter eignen sich hervorragend zu Haarspülungen für glänzendes Haar und zur Pflege der Kopfhaut, insbesondere gegen Kopfhautjucken.

▶ Haar-Conditioner
10 ml Guave-Öl
5 ml Guave-Essig
1 ganzes Ei
5 Tropfen Rosmarin-Öl

Die Zutaten müssen gut geschüttelt werden. Leicht in die Haare einmassieren und zehn Minuten einwirken lassen. Zur besseren Wirkung wickelt man ein Handtuch über die Haare.

▶ **Shampoo**
5 ml Castile (flüssige Seife)
1 ml Guave-Essig
5 ml destilliertes Wasser
3 Tropfen Rosmarin-Öl
2 Tropfen Sandelholz-Öl
Die Zutaten werden gut vermischt. Das Shampoo eignet sich für normales Haar und zur Linderung von Juckreiz. Es wird auf das trockene Haar aufgetragen, bevor Wasser verwendet wird.
Nach dem ersten Ausspülen verwendet man nochmals Shampoo. Zum Nachspülen gibt man zwei Eßlöffel Guave-Essig dazu.

▶ **Spülung**
2 Eßlöffel Guave-Essig
2 Tropfen Rosmarin-Öl
2 Tropfen Sandelholz-Öl
Die Zutaten werden gut vermischt und zur Pflege der Kopfhaut und der Haare beim Spülen dem Wasser zugegeben.

▶ **Haarlotion**
Guave-Blätter und -Rinde werden gekocht. Nach Abkühlung wird die Lotion zur Kopfhautbehandlung und für glänzendes Haar in die Kopfhaut einmassiert.

▶ **Kopfläuse**
Guave-Blätter werden mit wenig Wasser gekocht, bis eine dicke Flüssigkeit entsteht. Zur besseren Wirkung kann noch Gelbwurzel

(Turmerik) beigemischt werden. Als vorbeugende Maßnahme kann man eine Mischung aus folgenden Ölen zu gleichen Teilen herstellen: Rosmarin, Geranie, Lavendel, Eukalyptus und Zitrone. Zwei Tropfen dieser Mischung mischt man beim Spülen mit einem Eßlöffel Guave-Essig.

Fußpflege

Die Guave ist ein starkes Deodorant und eignet sich sehr gut zur Fußpflege. Ein Fußbad mit Guave hilft gegen Fußgeruch. Wer darunter leidet, sollte natürlich synthetische Socken oder Strümpfe vermeiden und nur atmungsaktive Schuhe tragen. Zur Behandlung von Fußschweiß und -geruch eignen sich Guave-Fußbäder, Lotion und Puder.

▶ Fußbad
20 ml Guave-Essig
25 g Epsom-Salz
2 Tropfen Teebaum-Öl
2 Tropfen Salbei-Öl
2 Tropfen Lavendel-Öl
Einem heißen Fußbad werden erst die Öle und das Salz zugegeben, dann der Essig. Anwendung: zweimal wöchentlich für je 10 bis 15 Minuten.

▶ Fußlotion
50 ml Guave-Essig
30 ml Zaubernuß-Extrakt
20 ml destilliertes Wasser
20 Tropfen Zypressen-Öl

20 Tropfen Lavendel-Öl
10 Tropfen Pfefferminz-Öl
Die Öle und der Essig werden vermischt, über Nacht stehengelassen und am nächsten Morgen gefiltert. Dann mischt man die restlichen Zutaten. Vor Gebrauch gut schütteln. Fußlotion verwendet man nach einem Fußbad zur nachhaltigen Wirkung.

▶ **Fußpuder**
2 Eßlöffel Guave-Pulver
2 Eßlöffel Stärke
4 Tropfen Salbei-Öl
2 Tropfen Lavendel-Öl
Die Zutaten werden gut vermischt. Zur Desinfektion gibt man abends etwas Puder in die Schuhe.

Wofür wird die Guave noch verwendet?

▶ **Holz zum Räuchern – Holzkohle zum Grillen**
Das Holz hat ein süßliches Aroma und wird zum Grillen und Räuchern von Fisch, Lamm, Schwein, Huhn und Rind verwendet. Es gibt dem Gericht einen sehr guten Geschmack. In Hawaii und in Indien gibt es Guave-Kleinholz und Guave-Holzkohle im Handel. Eine Köhlerei, die um die Jahrhundertwende in Hawaii errichtet wurde, ist noch in Betrieb.

▶ **Gerben von Leder**
Die Blätter und die Rinde haben mit 9 bis 13 Prozent einen hohen Gehalt an Gerbsäure. Guave-Gerbsäure ist in Indien sehr beliebt zur Lederbehandlung. Schuhe solchem Leder bekommen keine Risse, wie dies bei Verwendung anderer Gerbsäuren üblich ist. Keine

andere Gerbsäure macht das Leder so geschmeidig wie die aus Guave.

▶ Holzverarbeitung

Im Heimatland der Guave haben die Indianer Speere aus Guave-Holz hergestellt. Dort wird es auch heute noch für Holzschnitzereien verwendet. Das grau-braune Holz mit seiner typischen, gleichmäßigen Maserung eignet sich auch sehr gut zum Drechseln. In Indien, dem heute bedeutendstem Land des Guave-Anbaus, werden aus Guave-Holz auch Instrumente hergestellt.

▶ Färben

In Indien werden die Blätter zum Schwarzfärben von Seide verwendet. Der Herstellungsprozeß der Färbeflüssigkeit, des ayer banyar, dauert drei bis vier Monate. Die frischen Guave-Blätter werden mit anderen Pflanzenteilen, die alle Gerbsäure enthalten, in Kokosmilch gegeben. Etwas Eisen wird beigemischt. Täglich taucht man ein heißes Eisen in das Gebräu.

In China stellt man eine Flüssigkeit aus Guave her, mit der Baumwolle schwarz gefärbt wird. Diese Schwarzfärbung wird durch den Gerbsäuregehalt in den Blättern bewirkt.

▶ Waschung nach Beerdigungen

Auf den Philippinen ist es Brauch, daß man sich nach einer Beerdigung die Hände in einem Tee wäscht, der aus Guave-Blättern und anderen Kräutern zubereitet wird.

▶ Zahnpflege

Aus jungen Ästchen stellt man eine einfache Zahnbürste her.

Praktische Tips für mehr Gesundheit und Lebenskraft

Bewegung
▶ täglich morgens 10 Minuten Gymnastik
▶ »Fünf Tibeter« am offenen Fenster
▶ abends 30 Minuten Sport oder ein Spaziergang von mindestens einer Stunde

Ernährung
▶ Vollkornbrot, Müsli, Milch, Joghurt, frisches Obst, Gemüse und Salate als tägliche Ernährungsgrundlage
▶ 2-3 l pro Tag trinken
▶ Fleisch oder Wurst maximal einmal pro Woche essen
▶ nie ohne Hunger oder in Eile essen
▶ gut kauen, langsam essen

Gesunde Lebensweise
▶ Abhärtung durch kaltes Duschen, Sauna, frische Luft, Sonne
▶ regelmäßig mindestens 7 Stunden Schlaf (Beginn vor Mitternacht)

Freizeit und Erholung
▶ keine Zeitverschwendung
▶ Zeit nutzen zum Lernen und zur Weiterentwicklung oder zur körperlichen oder geistigen Erholung. Tun Sie Dinge, die Ihnen Spaß machen und amüsieren Sie sich so, wie Sie es gerne mögen.

Entspannung

▶ regelmäßige Meditation (20 Minuten täglich) oder autogenes Training (am besten gleich nach einer Dehnungsgymnastik und den »Fünf Tibetern«)

Der Weg in die Freiheit

▶ Räumen Sie innerlich auf, schaffen Sie in sich Ordnung, Frieden und Ruhe, damit sich ein intensives Gefühl von Freiheit und Gelassenheit einstellen kann.

▶ Leben Sie mit diesem Gefühl den Augenblick, denn nur der ist die Zeit, in der das Leben wirklich stattfindet: Hier und jetzt. Gelingt es Ihnen, den Augenblick in seiner vollen Schönheit aufmerksam und intensiv »einzufangen«, gewinnt Ihr Leben in vielfacher Weise an Farbe und Schönheit.

▶ Schaffen Sie innere Harmonie durch Meditation oder einfach Zeit, die nur Ihnen gehört.

▶ Finden Sie heraus, was sie wirklich wollen. Formulieren Sie Träume und Ziele und beten Sie dafür, daß sie sich verwirklichen. Wer keine Ziele hat, kann auch keine erreichen.

▶ Denken Sie in allen Lebenslagen positiv und geizen Sie nicht mit positiven Gedanken an Menschen, die diese brauchen.

▶ Tun Sie mehrere gute Taten pro Tag und begegnen Sie anderen Menschen mit Liebe und Güte (»Es geschieht nichts Gutes, außer man tut es.«). Bedenken Sie immer: Die Qualität Ihrer Gedanken bestimmt die Qualität Ihres täglichen Erlebens.

▶ Beachten Sie die Stimme Ihrer Intuition und vertrauen Sie ihr, sie wird Ihnen in allen schwierigen Lebenslagen den richtigen Weg weisen, wenn Sie ihr nur die Gelegenheit dazu geben, sich Gehör zu verschaffen (z.B. in der Meditation).

▶ Handeln Sie in allen Dingen so, daß Sie jede Ihrer Taten vor sich selbst und vor anderen verantworten können.

▶ Tun Sie nur Dinge, von denen sie wollen, daß man Sie auch Ihnen tut.

Leben und lieben Sie
(von Harald Tietze)

Bei allen guten Heilpflanzen oder Heilmitteln ist es immer nur eine Frage der Zeit, bis »besorgte Personen« negative Begleiterscheinungen finden oder auch erfinden. Uralte Heilmittel werden dann plötzlich als bedrohliche Gifte bewertet. Weißdorn, Beinwell, Nelkenwurz und viele andere Heilkräuter und -mittel wurden in der Vergangenheit in einigen Ländern verboten, dann aber wieder erlaubt, nachdem Mißverständnisse ausgeräumt waren und umfangreiche Studien die Wirksamkeit ausreichend untermauert hatten.

Mit allen »neu« ausgegrabenen traditionellen Heilmitteln ist es so, daß sie zunächst viele Feinde, vorwiegend aus der pharmazeutischen Industrie, haben, gegen die sie sich mit äußerst beschränkten Mitteln durchsetzen müssen.

Wir müssen anfangen, für uns selbst zu denken und unsere eigene innere Stimme fragen, was gut oder schädlich für uns ist. Seit vielen Jahren, nachdem ich mein erstes Buch über Erdstrahlen geschrieben hatte, habe ich zu diesem Thema zahlreiche Seminare abgehalten und dabei versucht, die Teilnehmer zu lehren, ihren sechsten Sinn zu entdecken und zu entwickeln. Wer ein Heilmittel nimmt, egal ob aus Natur oder Chemie, sollte seine innere Stimme fragen, ob es gut für ihn ist. Ebenso kann jeder intuitiv veranlagte und sensitive Mensch für sich selbst herausfinden, wieviel er nehmen kann und über welchen Zeitraum. Ein neues Heilmittel wirkt stets besser als ein Heilmittel, das man über längere Zeit einnimmt. Der Körper muß immer wieder neu stimuliert werden oder es müssen Pausen eingelegt werden, die für eine erfolgreiche Anwendung von Vorteil sind. Das gleiche gilt auch für Kombinationen und Mischungen von Heilmitteln, die ebenfalls nach angemessener Zeit verändert werden müssen.

Wir sind Individuen und reagieren unterschiedlich auf verschiedene Heilmittel. Was einer Person hilft, kann für eine andere Person schädlich sein. Eine Person, die beispielsweise sehr niedrigen Blutdruck hat und jeden Tag einige Tassen Kaffee oder Tee (Grüner Tee, Schwarzer Tee, Mate-Tee) trinkt, kann sich damit hervorragend fühlen. Das Koffein in diesen Getränken gibt die nötige Anregung zur Hebung des Blutdrucks und sorgt damit für Wohlbefinden. Eine Person mit zu hohem Blutdruck dagegen kann sich mit der gleichen Dosis sehr schlecht fühlen.

Es kommt natürlich auch auf den Tee an und darauf, wo er gewachsen ist. Manche Tees haben eine stärker aufputschende Wirkung als Kaffee, bei anderen Tees wiederum, wie dem australischen Madura-Tee, ist es umgekehrt. Menschen, die Tee wegen seiner aufputschenden Wirkung trinken, sollten lieber Ceylon-Tees oder ähnliche Sorten verwenden. Wer gerne Tee trinkt, aber nervös ist und hohen Blutdruck hat, ist dagegen mit australischem Madura-Tee bestens bedient. Dieser Tee unterscheidet sich von anderen auch noch darin, daß er keine Gerbsäure enthält.

Seit einigen Jahren wird Tee als hochwirksames Heilmittel empfohlen. Um diese Behauptungen wissenschaftlich zu untermauern, werden Untersuchungsergebnisse aus Japan herangezogen. Grüner Tee wird dort als Heilmittel eingesetzt. Dort wird er aber nicht, wie in westlichen Ländern, mit kochendem Wasser überbrüht und getrunken. Die Teeblätter werden in diesem Fall als

Pulver gegessen. Im Westen überbrühen wir die Teeblätter mit kochendem Wasser und werfen sie weg, und damit die meisten Mineralstoffe und Vitamine, wie z.B. Vitamin E, das nicht wasserlöslich ist. Bei dieser Methode können wir mit dem gleichen Produkt nicht die gleichen Heilerfolge haben. Tee ist nicht gleich Tee, auch wenn er von der gleichen Pflanze, dem Teestrauch (Camellia sinensis), kommt. Man unterscheidet, je nach Behandlungsverfahren nach der Ernte, die folgenden Camellia-sinensis-Tees:

▶ Grüner Tee wird als Vorbeugung gegen Krebs empfohlen und als Teepulver in den Speiseplan mit einbezogen. Gemischt mit Oolong-Tee wird Grüner Tee zur Unterstützung der Blutgefäße genommen.

▶ Oolong-Tee dient zur Harmonisierung des Cholesterinspiegels.

▶ Pu-erh-Tee, in einer Mischung mit Oolong, wird gegen Übergewicht getrunken.

▶ Schwarzer Tee fördert wie alle obigen Sorten Langlebigkeit und bessere Verdauung.

Was hat der Tee mit der Guave zu tun? Einiges, denn aus den Guave-Blättern, der Rinde und sogar den Wurzeln läßt sich heilkräftiger Tee zubereiten der gegen viele Krankheiten hilft. Der Guave-Blätter-Tee kann wie gewöhnlicher Tee aufgebrüht werden. Wie wir vom gewöhnlichen Tee gelernt haben, ist es aber für Heilzwecke ratsamer, Teepulver in den Speiseplan aufzunehmen. Dadurch kann sein gesamtes Heilpotential ausgeschöpft werden.

Wir hoffen, daß es uns gelungen ist, Ihnen einen kleinen Überblick über diese außergewöhnliche Heilpflanze zu geben. Vielleicht schenkt sie auch Ihnen, wie schon vielen anderen Menschen, Gesundheit und neue Lebenskraft.

Weitere Informationen zur Guave erhalten Sie unter folgenden Adressen:

Internationaler Arbeitskreis zur
Erforschung und Förderung traditioneller Heilverfahren
Ostenmeer 37, 31515 Wunstorf 2

Harald Tietze Publishing
P.O.B. 34, Bermagui NSW 2546, Australia

Bezugsquellen nennt Ihnen auf Wunsch gerne der Verlag.
Schreiben Sie uns, faxen Sie uns, oder rufen Sie uns an:

Verlag Peter Erd
Gaißacher Str. 18, 81371 München
Tel.: 089–725 30 04, Fax: 089–725 01 41

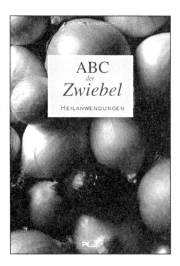
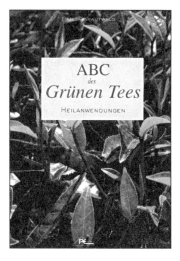

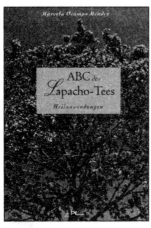 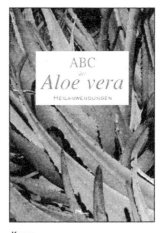